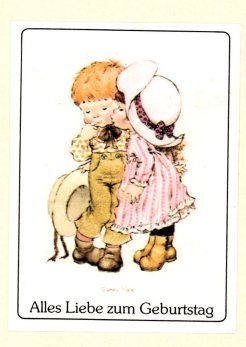

Alles Liebe zum Geburtstag

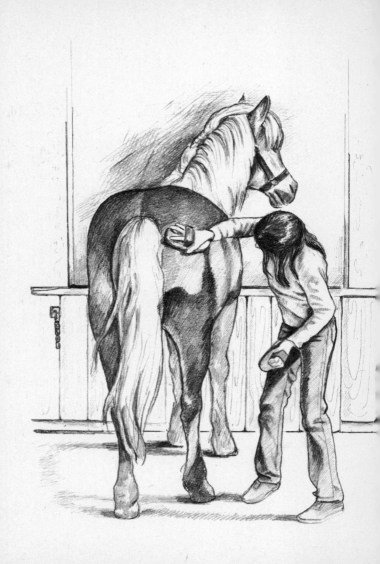

Virginia Vail

Tierarzt-Praxis Birkenallee 7

LINDA WIRD ÜBERALL GEBRAUCHT

Illustriert von Ines Vaders

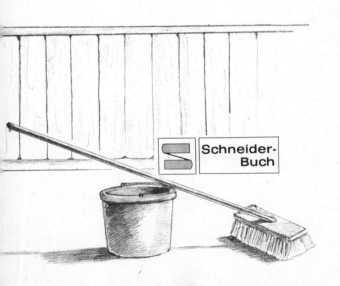

Schneider-Buch

CIP-Kurztitelaufnahme der Deutschen Bibliothek

Vail, Virginia:
Tierarzt-Praxis Birkenallee 7 / Virginia Vail.
[Übers. aus d. Amerikan.: Renate Navé]. –
München : F. Schneider
  Einheitssacht.: Animal inn ‹dt.›

Bd. 1. Linda wird überall gebraucht. – 1988.
  Orig.-Ausg. u. d. T.: Vail, Virginia: Pets are for keeps
  ISBN 3-505-09703-9

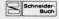

© 1988 für die deutsche Ausgabe
by Franz Schneider Verlag GmbH · 8000 München 40 · Frankfurter Ring 150
Alle Rechte dieser Ausgabe vorbehalten
Übersetzung aus dem Amerikanischen: Renate Navé, München
Originaltitel: ANIMAL INN – PETS ARE FOR KEEPS
© 1986 by Cloverdale Press. All rights reserved.
Published by arrangement with SCHOLASTIC INC.
Umschlagbild: Richard Williams
Umschlaggestaltung: Angelika Bachmann, München
Illustrationen: Ines Vaders, München
Lektorat/Redaktion: Dagmar Kalinke
Herstellung: Gabi König
Satz/Druck: Augsburger Druck- und Verlagshaus GmbH, Augsburg
ISBN 3 505 09703 9
Bestell-Nr.: 9703

Dann wandte sich Herr Merrill an den Tierarzt: „Wenn Ghost nicht mehr springen kann, ist er wertlos für mich. Schläfern Sie ihn ein."

„Ihn einschläfern?" fragte Linda fassungslos.

Herr Merrill schenkte ihr keine Beachtung. Seine kalten blauen Augen waren auf Doktor Taylor gerichtet. „Oder erschießen Sie ihn, wenn Ihnen das lieber ist. Aber handeln Sie sofort. Es hat keinen Zweck, das Leben eines Pferdes zu verlängern, das nicht mehr an Turnieren teilnehmen kann. Selbstverständlich werde ich Sie für alle Ihre Bemühungen entschädigen."

Linda zitterte am ganzen Körper, als sie sich an den Arm ihres Vaters klammerte und flüsterte: „Das kannst du nicht tun, Paps!"

Inhalt

Aufregung im Wartezimmer	9
Armer Gray Ghost!	29
Wird Ghost je wieder springen können?	43
Linda hat einen Plan	63
Der Apfel fällt nicht weit vom Stamm	75
Ein Traum geht in Erfüllung	91
Linda und der Laubfrosch	100
Erin, die kleine Fee	114

Aufregung im Wartezimmer

„Nur ruhig, Rodney, ganz ruhig. Du brauchst keine Angst zu haben. Mein Vater ist der beste Tierarzt. Du wirst sehen, dein Bein ist ganz schnell wieder gesund." Linda Taylor redete mit sanfter Stimme auf den verängstigten Beagle ein. Sie kniete vor ihm im Wartezimmer der Tierarztpraxis ihres Vaters, kurz „Tier-Treff" genannt. Behutsam streichelte sie das weiche Fell und die seidigen Ohren des Hundes und sah sich dabei sein verletztes Bein näher an. Es war um die Wunde herum stark angeschwollen. Linda wußte, daß das ein Anzeichen für eine Infektion war.

Rodneys Herrchen, Herr Shue, hatte ihr ganz aufgeregt mitgeteilt, daß der Beagle von einem Waschbären angefallen worden war. Linda hoffte, daß es sich nicht um einen tollwütigen Bären gehandelt hatte. Aber Herr Shue versicherte ihr, daß der Hund gegen Tollwut geimpft war.

„Aber Linda, du redest ja mit dem Tier wie mit einem Menschen", sagte Herr Shue und schüttelte den Kopf.

Linda blickte zu ihm auf, und ihr Gesicht nahm einen ernsten Ausdruck an. „In Ihren Ohren mag das albern klingen, doch ich bin fest davon überzeugt, daß die Tiere uns verstehen. Vielleicht nicht jedes Wort, aber Rodney weiß ganz genau, was ich ihm sagen will. – Nicht wahr, mein Junge?" Jetzt redete sie mit dem Hund weiter, eine Angewohnheit, die Jill Dearborne, ihre beste Freundin, jedesmal zur Weißglut brachte. Wie zum Beispiel neulich, als die beiden auf den Schulbus warteten und Linda sich mit einem zahmen Eichhörnchen unterhielt. „Mußt du denn wirklich mit jedem Vogel, jedem Eichhörnchen und jedem streunenden Hund reden? Die Leute halten dich sicher für verrückt. Wenn du dir das nicht abgewöhnst, dann tue ich so, als würde ich dich nicht kennen."

Rodney sah Linda mit seinen großen braunen Augen an und winselte leise. Er war an diesem Samstag der einzige Patient im Wartezimmer, worüber Linda sehr froh war. An manchen Tagen war die Praxis so überlaufen, daß sie sich unmöglich um jedes Tier kümmern konnte.

„Nein, Linda, ich finde es nicht albern, mit einem Tier zu sprechen", sagte Herr Shue mit einem freundlichen Lächeln. „Ich muß gestehen, daß ich auch immer mit Rodney rede. Es stimmt schon, was die Leute sagen: Hunde sind die besten Freunde. Und mit seinem besten Freund muß man reden. Nicht wahr?"

„Ja, ich bin ganz Ihrer Meinung", erwiderte Linda. In diesem Augenblick summte der Türöffner, und eine behäbige, ältere Dame trat ein. Sie trug eine große, getigerte Katze auf dem Arm.

„Hallo, Frau Kleindinst!" begrüßte Linda sie freundlich. „Pussum soll wohl geimpft werden?"

„So ist es", antwortete Frau Kleindinst. „Still, Pussum! Kümmere dich nicht um das liebe Hündchen! Wir setzen uns dort hin und lassen das arme Tier in Ruhe."

Linda gab Rodney noch einen letzten aufmunternden Klaps und ging dann auf den Kater zu. Sie kraulte ihn unter dem Kinn, und Pussum begann laut zu schnurren. „Was

für ein hübsches Halsband du hast", sagte sie zu dem Kater. „Und mit so schönen Steinen!"
„Ich habe es vor ein paar Tagen im ‚Tierparadies' erstanden", meinte Frau Kleindinst stolz. „Im Schlußverkauf, zum halben Preis! Sag mal, müssen wir lange warten?"
„Nein, mein Vater behandelt gerade Frau Meyers Pekinesen, Ling-ling. Er hat einen Abszeß an einem Zahn. Dann ist nur noch Rodney vor Ihnen", erklärte ihr Linda.
„Gut", sagte Frau Kleindinst, „Pussum ist nämlich unausstehlich, wenn er warten muß."
Linda wünschte, Frau Kleindinst würde in der Zwischenzeit einen Tragkorb für Pussum besorgen, aber so etwas käme ihr nur dann in den Sinn, wenn es sich um ein besonders günstiges Angebot handelte.
Pussum war ein recht eigenwilliger Kater, und was er unter anderem wie die Pest haßte, waren Hunde. Linda hoffte, daß die beiden Tiere nicht aufeinander losgehen würden, denn bis jetzt war der Tag recht ruhig verlaufen.
Sie ging zur „Anmeldung", die durch einen Schreibtisch und einen Aktenschrank vom Wartezimmer getrennt war, und öffnete den Karteikasten. Ihr Vater hatte für alle Tiere, die regelmäßig zur Behandlung kamen, Karteikarten angelegt, in denen Krankheiten, Medikamente und Impfungen eingetragen waren. Linda blätterte sie rasch durch und warf einen flüchtigen Blick auf die Karten der Tiere ihrer eigenen Familie. Sie hatten einen rot-weiß getigerten Kater namens Cleveland, zwei Hunde, vier Meerschweinchen, vier Kaninchen, einen Kanarienvogel und eine Ente. Sie konnten von Glück sagen, daß alle ihre Hausgenossen im großen und ganzen gut miteinander auskamen. Aber dann

fiel Linda ein, daß sie sich eigentlich Pussums Karteikarte ansehen wollte. Sie fand sie nicht auf Anhieb, denn sie war nicht unter dem Buchstaben „K" – für Kleindinst –, sondern unter „P" abgelegt. Manchmal konnte es schon passieren, daß es im Tier-Treff etwas chaotisch zuging.

Da schrillte das Telefon. Linda hob ab. „Tierarztpraxis Doktor Taylor", meldete sie sich. „Was kann ich für Sie tun?... Ein Meerschweinchen...? Ja, natürlich behandeln wir auch Meerschweinchen... Was fehlt ihm denn? Oh, Verzeihung, ich meine ihr?... Das könnte eine Infektion der Atemwege sein. Am besten, Sie bringen Whistler am Dienstag um ...", Linda warf einen Blick auf den Terminkalender ihres Vaters, „... um fünfzehn Uhr. Geht das? Wenn sie aber sehr krank ist, dann kommen Sie noch heute vormittag. Also, es bleibt bei Dienstag, fünfzehn Uhr. Auf Wiedersehen." Linda legte den Hörer auf und warf einen Blick ins Wartezimmer, um sich zu vergewissern, daß Rodney und Pussum sich friedlich verhielten. Der Kater gab zwar ein leises Fauchen von sich, aber Rodney nahm keine Notiz von ihm.

Linda atmete erleichtert auf und setzte sich an den Schreibtisch. Sie genoß die Ruhe an diesem Septembertag. Das Sonnenlicht flutete durch die Fensterscheiben und beschien die Fichtenholzwand mit den vielen Fotografien, die die Patienten ihres Vaters zeigten. Lindas Blick fiel wie immer auf das Bild am Ende der Wand. Es stellte die Taylor-Familie dar: ihre Eltern, daneben sie selbst und ihre jüngere Schwester Erin sowie ihren kleinen Bruder Teddy; ferner die beiden Hunde – Jocko, eine schwarzweiße Promenadenmischung, und Sunshine, einen großen hellbraunen Cockerspaniel. Linda war auf dem Bild zehn Jahre alt, Erin acht und Teddy fünf. Wie immer, wenn sie das Foto ansah, kamen ihr auch jetzt die Tränen. Es war erst drei Jahre her, daß ihre Mutter bei einem Autounfall ums Leben kam. Ihr Vater hatte sehr unter dem Tod seiner Frau gelitten. Er irrte umher, wollte nichts essen und vergaß, sich zu rasieren. Seit dieser Zeit trug er einen Vollbart. Linda gefiel er nicht, sie fand, daß er ihren Vater viel älter aussehen ließ, als er war. Unabhängig davon war er um viele Jahre gealtert. Linda hatte das Gefühl, auch selbst viel älter und reifer geworden zu sein. Vielleicht nicht äußerlich so wie ihr Vater, aber in ihrem Wesen. Der Schmerz über den Verlust ihrer Mutter schien kein Ende zu nehmen, und vielleicht würde er nie vergehen.

Linda fühlte sich viel älter als dreizehn. Und da sie für ihr Alter sehr groß war, hielten sie auch die Leute für reifer, als sie in Wirklichkeit war. Erin, die nun elf war, ähnelte stark ihrer Mutter, sie hingegen glich ihrem Vater. Erin war klein, zierlich und blond, Linda groß und kräftig und hatte kastanienbraunes Haar. Erins sehnlichster Wunsch war, Ballettänzerin zu werden, wie früher ihre Mutter. Teddy hatte mit seinen acht Jahren mit beiden Elternteilen Ähnlichkeit. Er war stämmig gebaut wie Paps und hatte blonde Haare und blaue Augen, wie sie Mama gehabt hatte. Teddy konnte der liebste Junge sein und sich im Handumdrehen in einen unausstehlichen Lausebengel verwandeln.

Linda wurde jäh aus ihren Gedanken gerissen, als lautes Hundegebell und ein Miauen und Fauchen die Stille unterbrachen. Sie sprang auf und lief hinüber zu den

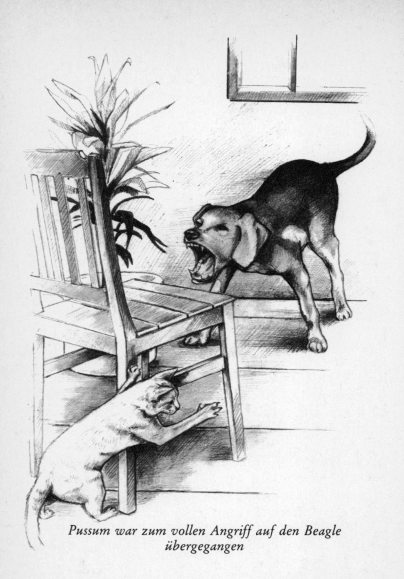

Pussum war zum vollen Angriff auf den Beagle übergegangen

Patienten. Pussum war zum vollen Angriff auf den Beagle übergegangen. Frau Kleindinst war vor Schreck die Leine aus der Hand gefallen.

„O Pussum, mein Pussum! Pfui! Pfui!" japste sie. „Dieser Köter will meinen Kater beißen!"

Rodney bellte aus Leibeskräften. Aber plötzlich verwandelte sich sein Kläffen in lautes Jaulen, denn der Kater grub seine scharfen Krallen in die Nase des Hundes.

„Nehmen Sie dieses Biest von meinem Hund!" rief Herr Shue aufgebracht und zerrte an der Hundeleine. „Rodney blutet ja!" stellte er bestürzt fest.

Linda griff sogleich in das Geschehen ein, indem sie die beiden Tiere voneinander trennte. Pussum sprang mit einem Satz quer durch das Wartezimmer und verkroch sich schließlich unter einer Sitzbank. Rodney zerrte so fest an seiner Leine, daß er nicht mehr imstande war, zu bellen, sondern nur noch ein jämmerliches Jaulen von sich gab. Linda kniete vor der Bank und versuchte Pussum aus seinem Versteck hervorzuholen, ohne dabei allzu viele Kratzwunden abzubekommen. Endlich gelang es ihr, eine Vorderpfote zu erwischen, und während sie diese festhielt, redete sie mit sanfter Stimme auf den Kater ein. Aber Pussum ließ sich nicht überreden. Jetzt, da Rodney außer Reichweite war, war Linda sein Angriffsziel, das er mit seinen scharfen Krallen laut fauchend attackierte. Linda biß die Zähne zusammen, und schließlich gelang es ihr, Pussum fest in den Griff zu bekommen und ihn unter der Bank hervorzuholen.

„Beruhige dich, Pussum! Es ist alles in Ordnung", beschwichtigte sie den Kater und streichelte dabei sein gesträubtes Fell. Pussum hörte aber auch dann nicht zu fauchen auf, als Linda ihn Frau Kleindinst überreichte.

„Mein armes Katerchen!" flötete Frau Kleindinst. „Hat dich dieser böse Hund zu Tode erschreckt?"

„Böser Hund! Daß ich nicht lache!" empörte sich Herr Shue. „Ihr Kater ist eine Bedrohung. Haben Sie keinen Tragkorb für ihn? Solch ein gefährliches Tier darf nicht frei herumlaufen. Schauen Sie doch, wie er Rodney zugerichtet hat!"

„Lassen Sie mal Rodneys Nase ansehen", sagte Linda und rieb sich dabei ihren zerkratzten Arm. Die Kratzspuren waren nicht tief, aber bluteten dennoch. Zum Glück hatte ihr Vater darauf bestanden, daß sie sich gegen Tetanus impfen ließ, bevor sie im Tier-Treff die Arbeit aufnahm. Linda beschloß, die Wunde zu desinfizieren, ebenso Rodneys Nase. In diesem Augenblick läutete das Telefon.

„Ich bin gleich zurück, Herr Shue", sagte Linda. Sie zog noch schnell ein paar Papiertaschentücher aus einem Karton und reichte sie ihm. „Wischen Sie damit seine Nase ab..." Dann rannte sie ans Telefon.

Bei all der Hektik hatte sie gar nicht bemerkt, daß ein dritter Tierbesitzer eingetroffen war. Erst jetzt, als sie beinahe über ein Paar Füße gestolpert wäre, nahm sie ihn zur Kenntnis. Ein hochaufgeschossener Junge, etwa in ihrem Alter, mit einer dichten braunen Haarmähne grinste sie breit an. In der Hand hielt er einen Tragkorb.

Nicht schon wieder eine Katze! stöhnte Linda innerlich. Aber wenigstens war sie eingesperrt.

„Pussum!" Lindas Stimme klang vorwurfsvoll, als der Kater krampfhaft versuchte, sich aus den Armen seines

Frauchens zu befreien.

„Geh nur ans Telefon – ich kümmere mich inzwischen um die Katze", sagte der Junge und stellte seinen Korb auf den Tisch. Mit der einen Hand konnte er Pussum gerade noch am Schwanz festhalten, und mit der anderen Hand packte er den Kater und hielt ihn unter seinem Arm fest, ohne ihm weh zu tun.

„Vielen Dank!" rief Linda und nahm den Hörer ab. „Hier Doktor Taylor..., ich meine Tierarztpraxis Doktor Taylor...! Wenn es kein Notfall ist, kommen Sie bitte etwas später. Ja, ich erinnere mich an Killer, Ihren Dobermann. Könnten Sie bis nächste Woche warten, da es sich um eine allgemeine Untersuchung und Impfungen handelt?... Gut, dann kommen Sie am Donnerstag um vierzehn Uhr. Wiedersehen!" Linda legte auf und trug Killer im Terminkalender ein. Dann holte sie das Fläschchen mit dem Desinfektionsmittel, gab davon ein paar Tropfen auf einen sterilen Wattebausch und betupfte damit die Kratzwunden an ihrem Arm.

„Ich glaube, der Beagle sollte auch desinfiziert werden", meldete sich der Junge und streckte Linda die Hand entgegen. „Was ist denn dir passiert? Hat der Kater zugeschlagen?"

Linda nickte und reichte dem Jungen das Fläschchen und die Watte.

Pussum war wieder zu seinem Frauchen zurückgekehrt und schnurrte zufrieden auf ihrem Schoß. Rodney lag zu Füßen seines Herrn und winselte leise.

„Danke für deine Hilfe", sagte Linda zu dem Jungen.

In diesem Augenblick steckte der Tierarzt den Kopf zur

Tür herein. „Ist alles in Ordnung, Linda? Ich meine, hier ging es etwas lebhaft zu, vorhin!"

„Ist schon alles okay, Paps", beruhigte Linda ihren Vater. „Pussum und Rodney waren sich in die Quere gekommen, aber jetzt sind sie wieder ganz friedlich."

Doktor Taylor trug wie seine Tochter unter dem weißen Kittel Jeans und ein T-Shirt, dazu weiße Tennisschuhe und war mit einem Stethoskop ausgerüstet. Er warf einen flüchtigen Blick auf Rodney, dann auf Pussum. Beim Anblick des Katers zog der die Stirn kraus. „Frau Kleindinst, es ist wirklich höchste Zeit, daß Sie sich für Pussum einen Tragkorb zulegen. Es geht einfach nicht, daß er jedesmal, wenn er hier ist, andere Tiere angreift."

Frau Kleindinst nickte verlegen. „Ich weiß, Herr Doktor. Sobald im ‚Tierparadies' wieder Schlußverkauf ist, werde ich einen besorgen. Aber was erwarten Sie von Pussum, wenn er einen Hund sieht? Katzen und Hunde sind nun mal Feinde, und dieser Hund hier ist bösartig!"

„Rodney ist nicht bösartig!" empörte sich Herr Shue. „Er war ganz friedlich, bis dieses Raubtier..."

„Frau Kleindinst, Sie legen sich einen Katzenkorb zu, und die Sache ist somit erledigt", sagte der Tierarzt und wandte sich an Linda. „Ich bin in wenigen Minuten mit Ling-ling fertig. Wer ist als nächster an der Reihe?"

„Herr Shue mit Rodney. Tut mit leid, Paps, daß es zu diesem Zwischenfall kam. Ich hätte besser auf die beiden aufpassen müssen", meinte Linda.

„Du machst deine Sache recht gut, Kleines. Ich wüßte nicht, was ich ohne dich täte", sagte der Tierarzt. Dann kehrte er ins Behandlungszimmer zurück.

Linda stellte fest, daß der Junge mit der Behandlung von Rodneys Nase fertig war und nun neben dem Beagle Platz genommen hatte. Er unterhielt sich angeregt mit Herrn Shue über die Vorzüge der Beagles und anderer Jagdhunde. Herrn Shues Ärger über Frau Kleindinst und Pussum schien verflogen zu sein. Und was Pussum betrifft, so lag er friedlich schlummernd auf dem Schoß seines Frauchens.

Da nun offensichtlich wieder Ruhe im Wartezimmer eingekehrt war, beugte sich Linda über den Korb des

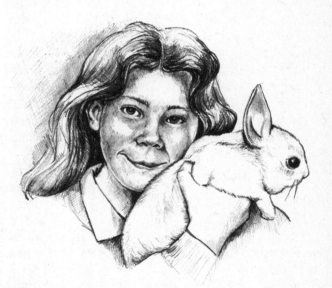

Linda nahm das Kaninchen hoch und drückte es vorsichtig an sich

Jungen, der auf dem Tisch stand. Zu ihrer großen Überraschung entdeckte sie keine Katze, sondern ein graues Kaninchen mit einer eifrig schnuppernden, rosafarbenen Nase.

„Hallo, Kleiner! Was fehlt dir denn?" sagte sie.

„Wir wissen nicht, was er hat. Deshalb bin ich ja hier", erklärte ihr der Junge. „Er heißt Harvey. Ich bin Toby – Toby Curran. Bist du die Tochter von Doktor Taylor?"

Linda nickte. „Ja, und ich heiße Linda. Ich lege mal für Harvey eine Karteikarte an, er ist schließlich noch neu hier."

Toby wartete, bis Linda hinter dem Schreibtisch Platz genommen hatte. Sie holte eine leere Karte aus einer der Schubladen und schrieb darauf in Druckbuchstaben HARVEY CURRAN.

„Wie alt ist Harvey?" fragte sie und bemühte sich dabei, wie eine richtige Sprechstundenhilfe zu klingen.

„Ungefähr sechs Monate, glaube ich. Ich bin nicht ganz sicher, denn er gehört meinem kleinen Bruder Jake. Jake hat sich in der letzten Zeit seinetwegen sehr gesorgt. Er sagte, daß er nicht mehr ordentlich fressen wollte..." Toby hielt inne, denn die Eingangstüre wurde jäh aufgerissen. Eine dicke, ältere Dame stürzte herein. In der Hand trug sie einen großen Tragkorb, dessen Gewicht ihr offensichtlich zu schaffen machte.

„Was ist denn passiert, Frau Wentworth?" erkundigte sich Linda und sprang von ihrem Stuhl hoch.

„Wir müssen sofort den Doktor sehen!" keuchte Frau Wentworth. „Wir bekommen Junge!"

Frau Wentworth war stolze Besitzerin einer preisgekrönten Siamkatze, genannt Prinzessin Tuptim. Daß andere Patienten vor ihr dawaren, kümmerte sie wenig. Tuptim bekam schließlich zum erstenmal Junge. Frau Wentworth hatte Doktor Taylor täglich angerufen, um ihn über den Zustand ihres Lieblings auf dem laufenden zu halten. Der Tierarzt hatte ihr versichert, daß Tuptim ihre Jungen ganz allein auf die Welt bringen könnte. Aber jetzt stand Frau Wentworth trotzdem im Wartezimmer, das vom lauten Miauen der Katze erfüllt war.

Tuptim ist wahrscheinlich wütend, daß man sie von zu Hause weggeschafft hatte, dachte Linda. Sie ging zum Schreibtisch und sagte so freundlich, wie sie konnte: „Wie schön, daß es soweit ist. Aber warum um alles in der Welt haben Sie das arme Tier hierher gebracht? Mein Vater hat Ihnen doch gesagt, daß alles in Ordnung ist und die Geburt problemlos verlaufen würde."

„Aber sie hat Schwierigkeiten", versuchte Frau Wentworth Linda klarzumachen. „Sie leidet fürchterlich. Hör doch, wie sie miaut!"

„Sie ist wahrscheinlich unglücklich, daß sie herumgetragen wird", erklärte ihr Linda. „Wenn Katzen Junge bekommen, verkriechen sie sich an einen stillen Ort und wollen allein sein."

„Unsinn!" Frau Wentworth schnappte nach Luft. „Geh bitte auf der Stelle zu deinem Vater, und sage ihm, er soll sogleich kommen!"

„Er behandelt gerade einen Hund, der einen Abszeß an einem Zahn hat, er kann jetzt nicht kommen", erklärte ihr Linda. „Warum nehmen Sie nicht inzwischen Platz, damit ich einen Blick auf Tuptim werfen kann?"

„O wie schrecklich! Was können wir bloß tun? Sie wird sterben, ich weiß es!" Frau Wentworth war den Tränen nahe.

Linda wußte, daß Frau Wentworth eine Nervensäge war, aber ihre Katze über alles liebte. Sie hockte sich neben den Korb und öffnete den Deckel, um Tuptim zu sehen. Die Katze lag offensichtlich in den Wehen. Ihre türkisfarbenen Augen blickten Linda flehentlich an, während diese ihr sanft über das sandfarbene Fell streichelte.

„Sie wird nicht sterben, Frau Wentworth. Es ist, wie mein Vater gesagt hat: Tuptim ist vollkommen gesund und wird prächtige Junge zur Welt bringen. Sehen Sie doch, da ist schon das erste! Linda strahlte vor Entzücken, als sie das winzige Knäuel entdeckte. Obwohl sie schon viele neugeborene Kätzchen gesehen hatte, war sie dennoch jedesmal von neuem hingerissen.

Frau Wentworth hielt sich die Hände vor die Augen. „O nein! Was tun wir bloß?" rief sie aufgeregt. „Hole schnell deinen Vater!"

„Nicht nötig. Tuptim weiß sehr gut, was sie zu tun hat", erklärte ihr Linda. „Sehen Sie, wie sie das Fell des Kätzchens leckt? Wahrscheinlich kommen noch vier weitere. Ich sage nur meinem Vater Bescheid, aber Tuptim braucht keine Hilfe. Sie schafft das ganz alleine."

„Klar, kann sie das", mischte sich Toby ein und beugte sich über Lindas Schulter, um das Kätzchen zu sehen. „Wir haben eine Menge Katzen auf unserem Bauernhof, und alle sind ohne fremde Hilfe zur Welt gekommen."

„Wirklich kein Grund zur Aufregung", fügte Frau Kleindinst hinzu. In diesem Augenblick wachte Pussum

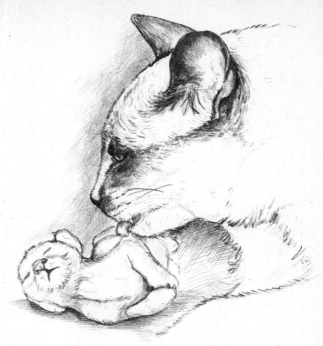

„Tuptim weiß sehr gut, was sie mit ihrem neugeborenen Kätzchen machen muß", sagte Linda

auf und schaute neugierig um sich. „Katzen sind tapfere Tiere, selbst so verrückte wie meine hier."

Linda ging ans Telefon und drückte auf den Knopf, der die Verbindung zum Behandlungszimmer herstellte. „Hallo, Paps! Frau Wentworth ist hier mit Tuptim, die soeben das erste Junge geworfen hat. Es ist alles in Ordnung, aber Frau Wentworth möchte trotzdem, daß du sie dir, sobald du kannst, ansiehst."

„In einer Minute bin ich soweit, Linda", antwortete der Tierarzt.

Wenige Augenblicke später betrat er das Wartezimmer und ging lächelnd auf Frau Wentworth zu. „Gratuliere!" sagte er. „Eines ist ja schon da, und die anderen – ich nehme an, es werden noch vier sein – werden nicht lange auf sich warten lassen. Tuptim ist eine prächtige Mutter, und bald wird sie stolze Besitzerin von wunderschönen Siamkätzchen sein."

„O Doktor, meinen Sie das wirklich? Und Tuptim ist nicht in Gefahr?" Frau Wentworths Stimme klang noch immer besorgt. „Der Preis, den sie gewonnen hat, ist ganz unwichtig, wichtig ist nur, daß sie alles gut übersteht. Wenn ich Tuptim nicht hätte, ich weiß nicht, was ich täte..." Sie wischte sich mit einem Spitzentaschentuch über die nassen Augen.

„Ich versichere Ihnen, daß alles bestens verlaufen wird", sagte Doktor Taylor. „Ich weiß, daß es schwer für Sie ist, Tuptim in diesem Zustand zu sehen. Gehen Sie deshalb nach Hause. Sie können ganz beruhigt sein, ich werde Sie sofort anrufen, wenn alles überstanden ist, damit Sie das freudige Ereignis mit einem Gläschen Sekt begießen können."

Frau Wentworth lächelte unter Tränen. „O Doktor, wenn Sie das sagen, dann wird es auch stimmen. Haben Sie vielen Dank – auch dir, Linda, herzlichen Dank für alles. Ich wollte nicht unhöflich zu dir sein. Es ist nur, daß mir Tuptim so sehr am Herzen liegt... Ich wäre schrecklich einsam ohne sie."

Doktor Taylor begleitete Frau Wentworth bis zu ihrem Auto. Linda trug währenddessen Tuptim und das Neugeborene in das Behandlungszimmer. Als sie in den Warteraum zurückkam, stand Toby wartend neben Harveys Korb. Es war höchste Zeit, daß sie sich nun um die anderen Patienten kümmerte.

„Als nächstes sind Herr Shue und Rodney an der Reihe, Paps", sagte sie, als der Tierarzt zurückkam.

Nachdem die drei im Behandlungszimmer verschwunden waren, holte Linda Harveys Karteikarte hervor. „Erzähle mir mehr über Harveys Probleme", sagte sie.

„Neulich begann er sich das Fell zu rupfen. Jake befürchtet, er könnte ganz kahl werden. Und dann hat er auch Angst, Henry könnte sich anstecken – Henry ist das andere Kaninchen", berichtete der Junge.

„Komisch, er sieht gar nicht krank aus, nur etwas zerrupft. Und für ein krankes Kaninchen ist er ganz schön fett... He, warte!" Linda überlegte einen Augenblick. „Du sagst, er rupft sich das Fell?"

Toby nickte.

Da begann Linda zu kichern. „Ich bin ziemlich sicher, daß Harvey Henry unmöglich anstecken kann!"

„Willst du damit sagen, daß du weißt, was ihm fehlt?"

„Ja, genau das", antwortete Linda, und ihre Stimme klang plötzlich ganz feierlich.

„Ist es etwas Schlimmes? Kann er daran sterben?"

Linda schüttelte den Kopf. „Du wirst vielleicht sagen, daß es etwas Schlimmes ist, aber es ist etwas ganz Natürliches", sagte sie und konnte kaum das Lachen unterdrücken.

Toby zog die Stirn kraus. „Was ist da so komisch dran? Über ein krankes Tier lacht man nicht."

„Da hast du vollkommen recht", erwiderte Linda. „Aber Harvey ist nicht krank. Wie ich bereits sagte, handelt es sich um etwas ganz Natürliches. Harvey bekommt nämlich Junge!"

„Rede keinen Unsinn! Du bist ja total übergeschnappt!" sagte Toby und fügte schnell hinzu: „Entschuldige, ich wollte dich nicht beleidigen, aber du bist eindeutig auf dem falschen Dampfer. Harvey ist ein Männchen!"

„Ich wette mit dir um meinen Wochenlohn, daß er keines ist", sagte Linda. „Und ich wette um den zweiten, daß Henry sicher eines ist. Ich habe viele Jahre Kaninchen gehabt und alles über sie in den Büchern meines Vaters gelesen. Daher weiß ich auch, daß sie sich das Fell rupfen, wenn sie trächtig sind, um damit ein weiches Nest für ihre Jungen zu bauen. Die Trächtigkeit dauert dreißig bis fünfunddreißig Tage. Weißt du überhaupt, was die Trächtigkeit ist?"

„Wofür hältst du mich denn?" Tobys Stimme klang empört. „Mein Vater hat eine dicken Wälzer über Viehzucht. Ich habe oft darin gelesen und weiß natürlich, daß die Trächtigkeit die Zeit von der Befruchtung bis zum Kalben ist."

„Kalben ist doch kein allgemeiner Ausdruck! Das sagt man nur bei Kühen. Ein Kaninchen oder eine Katze wirft Junge. Das Kaninchenweibchen beginnt mit dem Nestbau eine Woche, bevor es Junge wirft. Deshalb meine ich, daß Harvey in den nächsten Tagen Mutter wird."

„Ausgeschlossen!" rief Toby. „Ich werde auf deinen

Vater warten, um seine Meinung zu hören."

„Willst du mit mir wetten?" frage Linda, etwas verärgert über Tobys Mißtrauen.

„Um was?"

„Ich sagte bereits, ich wette um meinen Wochenlohn, daß Harvey Junge bekommt. Und ich wette nur, wenn ich hundertprozentig sicher bin."

„Einverstanden!" sagte Toby sofort. „Ich habe nicht viel Geld, aber ich wette trotzdem mit dir. Und wenn ich verliere, was höchst unwahrscheinlich ist, werde ich zwei Wochen lang unentgeltlich hier im Tier-Treff arbeiten. Okay?"

„Okay", sagte Linda und ging ans Telefon, um ein Gespräch entgegenzunehmen.

Toby, dessen leicht abstehende Ohren vor Aufregung rot angelaufen waren, nahm Harveys Korb vom Tisch und setzte sich auf einen der Stühle.

„Tierarztpraxis Doktor Taylor, guten Tag", sagte Linda freundlich in den Hörer. So ein Starrkopf, dachte sie, während sie der Stimme am anderen Ende der Leitung lauschte. Gleichzeitig machte sie Notizen auf einem Block. Mir wäre fast lieber, ich würde die Wette verlieren, dachte sie. Wenn ich mir vorstelle, daß ich ihn sonst zwei ganze Wochen um mich herum habe...!

„Ja, Frau Merrill, ich habe verstanden. Selbstverständlich werde ich meinem Vater alles ausrichten... Nein, er kann im Augenblick nicht ans Telefon kommen. Er behandelt gerade einen Patienten. Aber sobald er kann, wird er zurückrufen. Ja, ich werde ihm die Nachricht hinterlassen: Ihr Hengst, Gray Ghost, hat einen Unfall gehabt, und Sie befürchten, der rechte Vordermittelfuß könnte gebrochen sein... Ja, Frau Merrill, ich habe alles notiert. Ich soll alles wiederholen?" Linda verzog das Gesicht und sagte schließlich: „Also dann, noch mal von vorne! Gray Ghost, Ihr Turnierpferd, stürzte bei einem Sprung über ein fünffaches Hindernis auf dem Turnierplatz der Longmeadow-Farm, und der Tierarzt, der ihn normalerweise betreut, ist verreist. Deshalb soll Doktor Taylor so rasch wie möglich nach Longmeadow kommen... Nein, Frau Merrill, ich glaube nicht, daß er seine Patienten hier im Stich lassen kann... Selbstverständlich werde ich es ihm ausrichten. Auf Wiedersehen, Frau Merrill."

Als Linda einhing, wurde sie plötzlich traurig. Gray Ghost war ein so schönes und berühmtes Pferd. Soweit sie sich zurückerinnern konnte, hatte er jedes große Springturnier gewonnen, und alle seine Siege machten Schlagzeilen in der Tagespresse. Gray Ghost war wahrscheinlich das berühmteste Pferd von Essex. Sie wünschte, ihr Vater könnte sofort zu ihm fahren, aber die anderen Tierbesitzer hielten ihre Hausgenossen für genauso wichtig. Und so dachte sicher auch Doktor Taylor, davon war Linda überzeugt.

Herr Shue und Rodney kamen aus dem Behandlungszimmer. Der Beagle hatte eine große Bandage um das verletzte Bein und wedelte freudig mit dem Schwanz.

Linda richtete ihrem Vater sofort die Nachricht aus, die Frau Merrill hinterlassen hatte.

„Danke, Linda", sagte der Tierarzt. „Und nun zu Ihnen, Frau Kleindinst. Kommen Sie bitte mit Pussum in das Behandlungszimmer." Er zwinkerte seiner Tochter zu und sagte: „Übrigens, Tuptim hat schon das zweite Junge bekommen, ein ganz prächtiges Kerlchen!"

Armer Gray Ghost!

„Nun, junger Mann, ich hoffe dein Bruder hat einen großen Kaninchenstall", sagte Doktor Taylor zu Toby, nachdem er Harvey untersucht hatte. „Er wird nämlich in ein paar Tagen eine ganze Menge Kaninchen haben."

„Heiliger Strohsack! Ist Harvey also wirklich ein Weibchen?" sagte Toby überrascht. „Da wird Jake aber Augen machen!"

Na, was habe ich gesagt? hätte Linda nun gerne zu Toby gesagt, aber sie unterließ es. Statt dessen versuchte sie, das Kaninchen in ihren Armen, das am ganzen Körper zitterte, zu beruhigen. Aber als sie einen Blick zu Toby hinüberwarf, konnte sie ein Lächeln nicht unterdrücken.

Toby lächelte zurück und meinte: „Mir scheint, du hast die Wette gewonnen."

„Scheint mir auch so", erwiderte Linda.

Doktor Taylor blickte von einem zum anderen. „Um was für eine Wette geht es denn?" wollte er wissen.

„Nun ja, Herr Doktor", sagte Toby und streckte die Hand aus, um Harveys Ohren zu streicheln. „Ihre Tochter hat mir vorhin gesagt, daß Harvey trächtig sei, aber ich glaubte es ihr nicht. Und so hat sie mit mir um einen Wochenlohn gewettet, und ich habe die Wette verloren. Da ich nicht soviel Geld habe, versprach ich, zwei Wochen unentgeltlich hier bei Ihnen zu arbeiten... Ich glaube, ich hätte vorher mit Ihnen darüber reden sollen."

Linda entging es nicht, daß Tobys Ohren abermals rot anliefen – diesmal aus Verlegenheit –, und so sagte sie schnell: „Wir könnten wirklich noch Hilfe gebrauchen, Paps. Und Toby kann mit Tieren sehr gut umgehen. Es gelang ihm, Rodney zu beruhigen, nachdem Pussum seine Schnauze zerkratzt hatte. Vielleicht könnte er hier aushelfen, wenn ich nicht da bin? – Kannst du nach der Schule kommen?" fragte sie Toby. „Du gehst nicht in die Hamilton-Schule?"

Linda besuchte die achte Klasse. Sie kannte nahezu jeden in ihrer Schule, und sie war sich sicher, Toby dort nicht gesehen zu haben.

„Nein, unser Hof ist weit außerhalb der Stadt, deshalb gehe ich in die Kennedy-Schule. Ich bin in der neunten Klasse und in der Basketball-Mannschaft der *Buffalos*. Wir waren letztes Jahr die Sieger von Pennsylvania. Normalerweise helfe ich nach der Schule meinem Vater bei den Kühen, aber vielleicht kann ich wenigstens zwei- oder dreimal die Woche hierherkommen."

Doktor Taylor nickte. „Was mich betrifft, Toby, so habe ich nichts dagegen, wenn du hier arbeiten möchtest. Aber so ganz ohne Bezahlung ist mir das nicht recht. Wir werden darüber noch reden."

„Nein, kommt nicht in Frage", protestierte Toby. „Ich habe gewettet und verloren. Aber vielleicht könnte ich nach diesen zwei Wochen – vorausgesetzt, Sie sind mit meiner Arbeit zufrieden – hier hin und wieder zupacken. In diesem Fall könnten wir ja über Geld reden..."

„Wie du willst." Doktor Taylor ging zum Waschbecken, um sich die Hände zu waschen. „Du hast recht, eine Wette ich eine Wette." Er warf Linda einen Blick zu und schmunzelte. „Aber ich glaube, du hast aus dieser Sache gelernt, daß es sich nicht lohnt, Linda auf dem Gebiet der Tiermedizin zu widersprechen, denn sie ist sehr bewandert, und ihre Diagnose ist meistens richtig. Sie wird sicher einmal eine ausgezeichnete Tierärztin sein."

Linda wurde rot vor Freude.

„Sind noch Patienten vorgemerkt?" wollte der Tierarzt wissen.

„Nur einer. Ich sagte dir bereits, daß Frau Merrill angerufen hat. Gray Ghost hat sich verletzt." Linda setzte Harvey wieder in seinen Korb und machte den Deckel zu. „Am besten, wir fahren gleich nach Longmeadow und sehen nach, wie es um das Pferd steht."

„Ja, ich glaube, das sollten wir tun. Und bei der Gelegenheit können wir Toby unterwegs absetzen. Longmeadow ist doch in der Nähe eures Hofes, nicht wahr?"

„Stimmt. Ich wollte den Bus nehmen, aber wenn ich mit Ihnen mitfahren kann..."

„Na klar. Du kannst schon Harveys Korb auf den Rücksitz stellen. Wir machen hier nur ein wenig Ordnung." Doktor Taylor warf Toby einen Blick zu und sagte: „Wenn es dir ernst ist mit der Arbeit hier, warum nimmst du nicht gleich jetzt einen Besen und kehrst das Wartezimmer? Dann braucht Mike nur noch die gröbere Arbeit zu verrichten."

„Wer ist Mike?" erkundigte sich Toby.

„Mike Strickler", antwortete der Tierarzt. „Er ist unser

Nachtwächter und Hausmeister. Er kümmert sich auch um die Tiere auf der Krankenstation – er kann einfach alles."

„Habe ich nicht gerade meinen Namen gehört?"

Ein kleiner Mann mit sehr lebhaften Augen steckte den Kopf zur Tür herein. „Sag, bist du nicht einer von Bill Currans Söhnen?" fragte er, als er Toby erblickte. „Natürlich! Du schaust ja genauso aus wie dein Vater. Ich kenne ihn schon viele Jahre, da warst du noch gar nicht auf der Welt. Ich kannte auch deinen Großvater sehr gut. Ein feiner Mensch, ja das war er. Hallo, Linda! Wie geht's? Kann ich mit der Arbeit anfangen, Doktor? Ich habe noch eine Menge zu tun."

Als der Tierarzt mit Mike in die Krankenstation gegangen war, zeigte Linda Toby, wo der Besen stand. Dann wischte sie den Behandlungstisch mit einem Desinfektionsmittel ab.

„Ein komischer Typ, dieser Mike", sagte Toby, während er den Boden fegte. „Redet der immer soviel?"

„Ja, immer", antwortete Linda und konnte sich das Lächeln nicht verkneifen. „Tagsüber hängt er in Stetlers Tierfutterhandlung herum und redet mit jedem, der hereinkommt. Er kennt wirklich jeden in Essex – die Bauern vor allem. Und ich wette, wenn er hier nachts allein ist, dann redet er mit den Tieren." So wie ich auch, dachte Linda, aber sie sprach es nicht aus, denn womöglich hätte Toby sie ausgelacht.

Ein paar Minuten später kam der Tierarzt zurück.

„Mike unterhält sich gerade angeregt mit Ling-ling", erzählte er Linda und Toby mit einem Augenzwinkern.

„Er hat auch einen Abszeß an einem Zahn gehabt, den er sich vor ein paar Wochen ziehen lassen mußte." Der Tierarzt sah sich im Wartezimmer um. „Ich glaube, wir sind hier überflüssig. Laßt uns gehen. Man erwartet uns in Longmeadow."

Ein paar Kilometer außerhalb der Stadt verließen sie die Hauptstraße und bogen in einen Privatweg ein. Auf zwei Steinsäulen zu beiden Seiten des Weges war auf zwei Messingschildern LONGMEADOW FARMS und PRIVATBESITZ – ZUTRITT VERBOTEN zu lesen.

„Was für ein herrlicher Besitz", sagte Toby und bestaunte die hügeligen grünen Rasenflächen, die von einem weißgestrichenen Zaun gesäumt waren. Zu beiden Seiten des Weges standen mächtige Bäume, deren Kronen einen schattigen Tunnel bildeten, an dessen Ende das Haus der Merrills stand. Toby hatte unterwegs zu verstehen gegeben, daß er das Landgut der Merrills, das er nur vom Hörensagen kannte, gerne einmal sehen würde. So hatte der Tierarzt mit ihm vereinbart, ihn erst auf dem Nachhauseweg abzusetzen. Harvey, der in seinem Korb auf dem Rücksitz saß, hatte sich die ganze Zeit über still verhalten.

Linda rutschte unruhig auf ihrem Sitz hin und her. Von allen Tieren, die es ihr angetan hatten, liebte sie Pferde am meisten. Schon als kleines Mädchen hatte sie davon geträumt, ein eigenes Pferd zu besitzen. Aber leider war dieser Wunsch nie in Erfüllung gegangen. Doch ihre Eltern hatten sie oft zu Pferdeschauen nach Harrisburg mitgenommen. Bei den Hindernisspringen, aus denen Jahr für Jahr Gray Ghost als Sieger hervorgegangen war, hatte sie immer den Atem angehalten.

Wie alt war Gray Ghost jetzt? fragte sich Linda. Aus den Programmen der Springturniere war zu entnehmen, daß er über zehn Jahre alt war. Und trotzdem war er noch immer der Beste. Und nun hatte sich dieser berühmte Wallach ein Bein verletzt. Linda hoffte, daß es nicht gebrochen war.

Anderenfalls würde Gray Ghost nie mehr springen können. Vielleicht hatte er nur eine Sehnenzerrung. Aber wie war es möglich, daß ein so erfahrenes Springpferd so unglücklich stürzen konnte? Linda wollte nicht glauben, daß es die Schuld des Pferdes war. Vielleicht hatte ihn ja die Person, die ihn geritten hatte, nicht richtig geführt, oder in letzter Minute hatte ihn etwas erschreckt.

Als sie jünger war, hatte Linda ein paar Reitstunden genommen, und jetzt ritt sie hin und wieder im Reitclub „The Barn". Aber zu springen hatte sie nie versucht. Dazu hatte sie zuwenig Erfahrung im Reiten, und die Pferde in diesem Reitstall waren keine guten Springer. Sie hatte sich auch eingehend mit der Anatomie des Pferdes beschäftigt, um zu wissen, wie gefährlich es für ein Pferd war, wenn es sich den Vordermittelfuß brach. Armer Gray Ghost!

Der Weg endete in einem Halbkreis vor einem Herrschaftshaus aus hellroten Ziegelsteinen mit weißen Säulen und einer großzügigen Veranda. Es erinnerte an die Kolonialstilhäuser im alten Virginia. Die Auffahrt war gesäumt von Buchsbäumen, und Linda stellte sich dahinter herrliche Gärten vor.

„Ich frage mich, wo die Ställe sind", sagte Doktor Taylor.

„Vielleicht könnte er es uns sagen", meinte Toby und

deutete auf den Mann in einer hellen Freizeithose und einem rosafarbenen T-Shirt, der die breite Treppe vor dem Haus heruntergeeilt kam. Er hatte glattes braunes Haar, einen borstigen Schnurrbart und eine tiefgefurchte Stirn. Er kam auf das Auto zu und sagte: „Doktor Taylor?"

Der Tierarzt nickte.

„Ich bin Trevor Merrill. Sie haben ganz schön lange auf sich warten lassen."

„Meine Tochter hat Ihnen ausgerichtet, daß ich noch einige Patienten zu betreuen hätte und so bald wie möglich zu Ihnen kommen würde", erwiderte Doktor Taylor ruhig. „Also, hier bin ich. Und wo ist das Pferd?"

„Nehmen Sie diesen Weg zu Ihrer Linken, er führt direkt zu den Ställen. Ich werde Sie dort treffen", erklärte Herr Merrill und ging mit raschen Schritten auf eine silberfarbene Limousine zu, die vor dem Haus geparkt war.

„Ist der aber unfreundlich!" sagte Toby. „Aber so ein schönes Haus und ein so toller Schlitten! Nicht schlecht, so reich zu sein."

Linda schwieg. Herr Merrill war ihr vom ersten Augenblick an unsympathisch gewesen. Wie konnte er nur mit ihrem Vater reden, als wäre er sein Lakai? Nur weil sie die reichsten Leute von Essex waren, hatten sie noch lange kein Recht, andere herumzukommandieren. Linda hoffte, daß ihr Vater ein höheres Honorar von Herrn Merrill verlangen würde, aber sie wußte, daß ihm das niemals in den Sinn käme. Wenn er es mit sehr armen Leuten zu tun hatte, nahm er gar kein Geld an. Manche Bauern gaben ihm landwirtschaftliche Produkte, wenn sie nicht genügend Geld hatten. Herr Merrill aber konnte sich das Beste vom Besten leisten, inbegriffen die tierärztliche Versorgung seiner Pferde.

Linda dachte an Toby. Ihr Vater hatte ihm noch nicht einmal gesagt, wieviel die Untersuchung seines Kaninchens kosten würde. Sie kannte ihn gut genug, um zu wissen, daß er den Currans niemals eine Rechnung schikken würde. Aber Toby war ein Schuljunge und kein erfolgreicher Börsenmakler wie Trevor Merrill, und deshalb war das ganz in Ordnung.

Doktor Taylor ließ den Motor an, und ein paar Minuten später waren sie an den Ställen angekommen. Ein schlaksiges, blondhaariges Mädchen saß auf dem weißgestrichenen Zaun um die Pferdekoppel. Sie trug eine hellbraune Reithose und elegante Lederstiefel.

Als das Auto anhielt, hob sie den Kopf. Sie hatte ein sehr hübsches Gesicht, und Linda schätzte sie auf sechzehn Jahre. Nachdem auch Herr Merrill seinen Wagen zum Stehen gebracht hatte, sprang das Mädchen vom Zaun und kam langsam mit hängendem Kopf herüber.

„Es war nicht meine Schuld, Vater", sagte sie mit weinerlicher Stimme, als Herr Merrill ausstieg. „Ich hatte ihn einfach nicht mehr unter Kontrolle. Er nahm das Hindernis zu rasch. Ich kann wirklich nichts dafür!"

Der Tierarzt stieg aus dem Wagen. Er nahm seine schwarze Instrumententasche und ging, gefolgt von Linda und Toby, in Richtung Reitstall.

„Wo ist der Patient?" erkundigte er sich, als sie im Stall angekommen waren.

„Ich führe Sie zu ihm", sagte das Mädchen und ging mit schlürfenden Schritten vor dem Tierarzt einher. „Es ist die dritte Box links. Sein Name ist angeschrieben."

„Sean?" rief Herr Merrill ungehalten und eilte mit hastigen Schritten dem Tierarzt nach. „Sean, wo bist du denn? Du sollst dich doch um den Doktor kümmern und ihm schildern, was passiert ist."

Ein kleiner, drahtiger Mann, der einmal Jockey gewesen sein könnte, kam aus der Futterkammer.

„Also, gnädiger Herr, es geschah folgendermaßen: Fräulein Cassandra sagte mir, daß Sie einverstanden wären, daß sie mit Gray Ghost ein paar Hindernisse nähme. Ich hatte vor, Sie anzurufen, um mich zu vergewissern, aber sie sagte mir, ich sollte das Pferd satteln, und das habe ich dann auch getan. Und dann ritt sie mit ihm auf den Parcours. Ich sagte ihr, sie sollte vorsichtig sein. Das sagte ich doch, nicht wahr, Fräulein Cassandra? Ich war mir nämlich nicht ganz sicher, ob sie mit dem Pferd zurechtkäme, aber sie sagte, sie wüßte, was sie zu tun hätte. Und so ließ ich sie denn... Ja und dann, dann..."

„Was dann?" fragte Herr Merrill ungeduldig.

Cassandra sagte noch immer nichts und stocherte mit der Spitze ihres Stiefels in der Streu herum.

„Dann begann sie zu galoppieren, und ich rief ihr nach, sie sollte das Tempo verringern. Aber wahrscheinlich hat sie das nicht mehr gehört... Und dann sah es so aus, als würde sie die Kontrolle über Gray Ghost verlieren. Das Pferd setzte zum Sprung über das fünffache Hindernis an, aber zu spät. Ghost schaffte es nicht mehr und stürzte. Und Fräulein Cassandra fiel seitwärts von seinem Rücken und –"

„–, und zum Glück fiel er nicht auf mich, denn dann wäre

ich jetzt tot!" schrie Cassandra.

Linda merkte sofort, daß das Mädchen Mitleid erregen wollte.

„An mich denkt wohl keiner!" sagte sie wütend. „Ich hätte tödlich verunglücken können!"

Linda und Toby schlossen sich Sean und dem Tierarzt an, die hinter Herrn Merrill und Cassandra die Boxen entlanggingen.

Linda riß vor Staunen die Augen auf. So etwas hatte sie noch nie gesehen: Die Boxen waren alle aus glänzendem Holz, und an jeder Tür hing ein blankpoliertes Messingschild mit dem Namen des jeweiligen Pferdes. Leise Musik erfüllte den Stall, der von frischem Getreide und Heu duftete.

„Das ist ja stark!" sagte sie.

„So besonders ist das nun auch wieder nicht", meinte Toby. „Du solltest mal den Kuhstall meines Vaters sehen. Der blitzt nur so vor Sauberkeit. Und Musik haben wir auch."

„Wirklich?" fragte Linda erstaunt.

„Sicher. Irgend jemand hat herausgefunden, daß Kühe mehr Milch geben, wenn sie Musik hören, eine sanfte wie in den Wartezimmern der Zahnärzte. Wenn du so gut über Tiere Bescheid weißt, solltest du das eigentlich wissen."

Was für ein Besserwisser! dachte Linda. Aber bevor sie eine Antwort gefunden hatte, waren Sean und ihr Vater vor einer der Boxen stehengeblieben. Lindas Herzschlag beschleunigte sich. Jetzt sollte sie Gray Ghost von Longmeadow, den Gewinner zahlreicher Turniere und das meistbestaunte Pferd auf Reiterfesten, dessen Siege sie

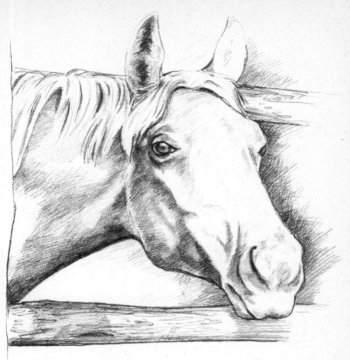

Wie traurig Ghost jetzt aussah!

freudig bejubelt hatte, aus nächster Nähe sehen!

Doktor Taylor betrat die Box, und Linda folgte ihm sogleich. Sie hatte vergessen, wie groß Gray Ghost war. Sie kam sich ganz klein neben ihm vor, denn ihr Kopf und sein Rücken waren auf gleicher Höhe. Sein geschecktes Fell schimmerte im gedämpften Licht. Er ließ den Kopf hängen. Sein rechtes Vorderbein war geschwollen und leicht angezogen. Die Knie waren aufgeschürft, und Linda entging es nicht, daß sie schon jemand desinfiziert hatte.

Armer Ghost, dachte sie. Als sie ihn das letzte Mal gesehen hatte, flog er nur so, Pegasus gleich, über den Wassergraben. Die Zuschauer hatten ihn mit angehaltenem Atem verfolgt und waren am Ende des Rennens in tosenden Beifall ausgebrochen.

Und wie armselig sah er jetzt aus!

Doktor Taylor streichelte beruhigend den grauen Nasenrücken des Wallachs. Linda sah den Schmerz in den Augen des Pferdes.

„Es war nicht meine Schuld, Vater", beteuerte Cassandra. „Er wird allmählich alt. Er hätte wissen müssen..."

Linda hätte sie für diese Worte am liebsten geohrfeigt.

„Sei endlich still!" herrschte Herr Merrill sie an. „Es hat dir niemand erlaubt, über dieses Hindernis zu springen. Aber darüber reden wir später." Dann wandte er sich dem Tierarzt zu: „Mir ist nichts wichtiger, als daß Gray Ghost wieder gesund wird, Doktor. Er hat mir Tausende von Dollar eingebracht und obendrein ein Zimmer voller Trophäen. Longmeadows Gray Ghost hat eine lange und ruhmreiche Karriere hinter sich, und ich sehe diese noch nicht als beendet an. Ich rechne fest damit, daß Sie ihre Fortsetzung ermöglichen."

Linda hielt den Halfter des Wallachs und redete mit sanfter Stimme auf diesen ein, als der Tierarzt vorsichtig sein rechtes Vorderbein abtastete. Beim leisesten Druck zuckte Gray Ghost zusammen und tänzelte nervös hin und her. Doch als Linda ihm weiterhin gut zuredete, beruhigte er sich wieder.

„Es könnte ein Haarriß im Mittelfußknochen sein", vermutete der Tierarzt. „Aber ich kann es erst dann mit Sicherheit sagen, wenn ich eine Röntgenaufnahme gemacht habe. Vorerst bekommt er eine Spritze, damit die Schmerzen nachlassen."

Linda bereitete die Injektion vor. Ihre Hände zitterten leicht. Sie konnte Ghosts Schmerzen nur allzugut nachempfinden. Als Doktor Taylor dem Wallach die Spritze verabreichte, preßte Linda ihre Wange an Ghosts Hals und streichelte seinen samtenen Nasenrücken, um zu verhindern, daß er sich aufbäumte.

„Schön stillhalten", flüsterte sie ihm ins Ohr und streichelte seine Stirn. „Der Doktor will dir nur helfen. Gleich hören die Schmerzen auf, und bald bist du wieder gesund."

Gray Ghost schnaubte und warf den Kopf zurück, doch dann wurde er durch Lindas sanftes Zureden wieder ruhiger, wenngleich er seinen silbergrauen Schweif nervös hin und her bewegte.

„Es wird das beste sein, wenn Sie ihn jetzt gleich in die Birkenallee, in die Praxis, fahren, damit ich die Röntgenaufnahme machen kann", schlug der Tierarzt Herrn Merrill vor. „Aber sollte es sich um einen Knochenbruch handeln, so müssen Sie sich auf einen langen Heilungsprozeß gefaßt machen. Wenn Pferde ein gewisses Alter erreicht haben, geht es ihnen wie alten Menschen: Ihre Knochen wachsen nur ganz langsam wieder zusammen. Übrigens, wie alt ist Gray Ghost?"

„Fünfzehn Jahre", erwiderte Herr Merrill. „Ich weiß, daß seine beste Zeit vorbei ist. – Sean, sage Willie, er soll sofort den kleinen Transporter bereitstellen. Er muß Gray Ghost zum... wie hieß noch Ihre Klinik?" fragte er, an den Tierarzt gewandt.

„Tier-Treff, Birkenallee 7, an der Straße nach York", erklärte ihm Doktor Taylor. „Ich warte dort auf Sie. Haben Sie ein Telefon hier?"

„In der Futterkammer steht eines", sagte Herr Merrill.

Der Tierarzt gab Ghost zum Abschied einen leichten Klaps auf den Widerrist. Bevor er den Stall verließ, sagte er zu Linda: „Ich rufe zu Hause an, damit sie wissen, daß es heute später wird."

Linda nickte nur, denn sie war mit Gray Ghost beschäftigt. Es schien ihm offensichtlich zu behagen, wenn sie ihn zwischen den Ohren streichelte. Dann übergab sie ihn Sean und ging mit Toby zum Wagen.

Herr Merrill, mit Cassandra an der Seite, verließ ebenfalls den Stall und ging zu seinem Wagen.

„Rufen Sie mich an, sobald Sie das Ergebnis der Röntgenaufnahme haben. Ich hoffe, es ist Ihnen bewußt, daß dieses Pferd im gesunden Zustand äußerst wertvoll ist", sagte er zu Doktor Taylor.

„Jedes Leben ist wertvoll, Herr Merrill", antwortete der Tierarzt gelassen. Dann ging er in Richtung Futterkammer, um zu telefonieren.

Kurz darauf stieg Herr Merrill in seine Limousine, um zu seinem Landsitz zu fahren. Er raste mit Vollgas über den Hof und verschwand schließlich in einer dichten Staubwolke.

Wird Ghost je wieder springen können?

Nachdem Doktor Taylor Toby nahe der Curran-Farm abgesetzt hatte, fuhr er mit Linda zum Tier-Treff. Sie kamen nur ein paar Minuten vor dem Pferdetransporter an. Linda zeigte Willie den Weg zu dem weißgetünchten Stall hinter der Tierklinik, wo Pferde und Tiere der Landwirtschaft behandelt wurden. Gewiß konnte das hier alles einem Vergleich mit Longmeadow nicht standhalten, aber Linda hatte allen Grund, stolz darauf zu sein. Sie hatte eigenhändig die herrlichen, roten Geranien in den Holzbottichen gepflanzt, die zu beiden Seiten des Haupteingangs standen.

Willie gab Gray Ghost zum Abschied einen freundschaftlichen Klaps auf die Flanke. Er schüttelte traurig den Kopf und murmelte vor sich hin: „Dieses Mädchen ist schuld an allem, sie meint, reiten zu können, aber weit gefehlt. Ich frage mich nur, was sie im Kopf hat..."

Als Linda und ihr Vater das Pferd in den Behandlungsraum führten, flatterte plötzlich eine Schwalbe von einem Dachbalken und flog durch die geöffnete Tür ins Freie. Linda war erschrocken zusammengezuckt, aber Gray Ghost hatte von dem Vogel keine Notiz genommen. Linda wunderte sich darüber, ebenso Doktor Taylor. Er sah sich zuerst das rechte Auge des Wallachs an und dann das linke. Schließlich holte er ein kleines Tuch aus seiner Hosentasche, das er immer bei sich trug, und bewegte es vor dem rechten Auge des Pferdes hin und her.

Keine Reaktion.

„Paps", flüsterte Linda, „er hat es nicht gesehen!"

Der Tierarzt sagte kein Wort und wiederholte den Vorgang bei dem linken Auge. Dieses Mal warf das Pferd den Kopf zurück und zuckte nervös.

„Er hat es gesehen", sagte der Tierarzt. „Aber nicht deutlich. Linda, als erstes machen wir jetzt eine Röntgenaufnahme von seinem rechten Vorderbein. Anschließend will ich seine Augen untersuchen. Und ich glaube jetzt schon zu wissen, was ihm fehlt. Er bekommt den grauen Star."

„Er wird erblinden?" rief Linda entsetzt. „Das ist ja schrecklich, Paps!"

„Er sieht noch etwas, aber vielleicht nicht mehr lange. Das erklärt auch, warum ein so hervorragendes Turnierpferd, wie er es ist, dieses Hindernis verfehlt hat. Aber komm jetzt, wir müssen ihn untersuchen."

Es war nahezu sieben Uhr abends, als Linda und der Tierarzt die Zufahrtsstraße zu ihrem zweihundert Jahre alten Bauernhaus in der Umgebung von Essex entlangfuhren. Die Dämmerung war bereits hereingebrochen, und die Luft war erfüllt von dem Zirpen der Grillen und Zikaden.

Als der Tierarzt vor dem Haus anhielt, stieg Linda mit hängenden Schultern aus dem Wagen. Die Röntgenaufnahmen hatten gezeigt, daß Ghosts Bein nicht gebrochen war. Er hatte sich lediglich eine Sehne gezerrt, was bald wieder in Ordnung kommen würde. Doch die Augenuntersuchung hatte Doktor Taylors Verdacht bestätigt. Der Wallach war auf dem rechten Auge nahezu blind und das linke hatte bereits zu erblinden begonnen. Der Tierarzt hatte versucht, Herrn Merrill telefonisch zu erreichen, aber er war nicht zu Hause gewesen. Er hatte dem Hausdiener aufgetragen, auszurichten, daß man ihn am nächsten Morgen anrufen solle.

„Wird er jemals wieder springen können?" war Lindas erste Frage gewesen. Und der Tierarzt mußte sie mit einem entschiedenen Nein beantworten. Aber das hieß nicht, daß er nicht mehr im Trott oder im Handgalopp reiten könnte. Ghost verließ in allen Ehren den Turnierplatz. Keiner, der ihn jemals hatte springen sehen, würde ihn vergessen. Aber trotzdem schnürte sich Lindas Herz zusammen bei dem Gedanken an dieses herrliche Pferd.

„Wir haben schon gegessen", rief Teddy den beiden entgegen, als sie den Hausflur betraten. „Frau Racer hat einen Schweinebraten gemacht, den du doch so magst, Paps. Du, Linda, möchtest du ein paar gute Witze hören? Mein Freund Eric hat mir dieses Witzbuch hier geliehen..." Seine leuchtenden blauen Augen zwinkerten lustig unter der Baseballmütze hervor, die er ständig trug. Er hatte ein gelbes, verwaschenes T-Shirt an, das einmal Linda gehört hatte und länger war als seine Shorts. Seine nackten Füße steckten in Turnschuhen mit schmutzigen, ausgefransten Schnürsenkeln. „Und ich habe alle meine Hausaufgaben gemacht!" fügte er stolz hinzu.

Doktor Taylor hob ihn hoch und drehte sich mit ihm ein paarmal im Kreis herum. Teddy quietschte vor Vergnügen.

„Papa, Linda, stellt euch vor, was los ist!" Erin lief ihnen entgegen, in Ballettschuhen und im Trikot, ihr silbrigblondes Haar zu einem kleinen Knoten geschlungen. „Fräulein Tamara hat uns heute in der Ballettstunde gesagt, daß sie zu Weihnachten den ‚Nußknacker' aufführen wollen, und nächsten Samstag sollen wir dafür vortanzen. Ich möchte die Rolle einer Fee übernehmen, und ich bin ziemlich sicher, daß ich sie auch bekomme. Gleich nach der Schule habe ich mit dem Üben begonnen und kann schon fast alle Schritte. Ich möchte dazu Mamas Stirnreif tragen, den sie im Pennsylvania-Ballett getragen hat, als Paps sie kennenlernte. Erinnerst du dich?"

Doktor Taylor nickte. „Ja, Erin, ich erinnere mich genau daran. Mama war das hübscheste Mädchen..."

„Wie schön für dich, Erin!" sagte Linda zu ihrer jüngeren Schwester.

„Großartig, einfach großartig!" fügte der Tierarzt hinzu und drückte Erin einen Kuß auf die Wange.

Teddy rümpfte die Nase. „Wer von euch hat schon mal eine dicke Fee gesehen?" fragte er.

„Ich bin nicht dick, Teddy Taylor!" protestierte Erin und warf ihrem Bruder einen finsteren Blick zu.

„Aber du sagst es doch selbst", verteidigte sich Teddy. „Jedesmal, wenn du vor dem Spiegel stehst, ziehst du die Wampe ein."

„Bauch sagt man", korrigierte ihn sein Vater.

„Also dann, deinen Bauch. Und wenn du im Wohnzimmer herumhopst, dann zittert das ganze Haus."

„Verbiete ihm, so zu reden, Paps!" rief Erin. „Du bist ein solches Ekel!" brüllte sie ihren Bruder an.

„Das reicht, Teddy", sagte Doktor Taylor in einem Ton, der keine Widerrede duldete. Sagtest du nicht, daß ihr Schweinebraten gegessen habt? Hoffentlich habt ihr noch etwas übriggelassen. Ich komme nämlich fast um vor Hunger."

„Es ist noch ein riesiges Stück übrig", sagte Frau Racer, die Haushälterin, aus der Küche kommend. Hinter ihr trabten die beiden Hunde, Jocko und Sunshine, einher.

Als sich alle im Wohnzimmer eingefunden hatten, begrüßten Linda und ihr Vater die beiden Hunde. Frau Racer nahm ihre blütenweiße Schürze ab und faltete sie sorgsam zusammen. Sie trug darunter ein einfaches Baumwollkleid. Ihr graues Haar hatte sie zu einem Knoten geschlungen. Ohne sie wäre es der Taylor-Familie noch schwerer gefallen, den plötzlichen Tod der Mutter zu überwinden. Frau Racer hatte dafür gesorgt, daß der Haushalt wie bisher weitergeführt wurde, und hatte sich um jedes Familienmitglied gekümmert.

„Ich habe Käsetoast für dich vorbereitet", sagte sie zu Linda.

Linda hatte immer ein schlechtes Gewissen, daß man für sie etwas anderes kochen mußte, da sie Vegetarierin war. Aber ihre Tierliebe war so groß, daß sie es nicht fertigbrachte, Fleisch zu essen. Frau Racer und Doktor Taylor hatten dafür vollstes Verständnis.

„Danke, Frau Racer", sagte Linda. „Ich liebe Käsetoast."

„Ich stelle ihn kurz in den Mikrowellenherd, damit er schön heiß ist." Dann wandte sich Frau Racer an den Tierarzt. „Sie sehen richtig erschöpft aus, Doktor. War das Pferd ein schwieriger Fall?"

„Nein, nicht besonders, es war nur ein langer Tag", erwiderte der Tierarzt. „Ich weiß nicht, wie ich ohne Lindas Hilfe alles bewältigt hätte."

Die Worte ihres Vaters erfüllten Linda mit Stolz. Es tat ihr gut, gelobt zu werden, auch wenn sie wie jetzt todmüde war. Erschöpft ließ sie sich in einen Lehnstuhl fallen. Doch gleich darauf richtete sie sich auf und sah sich suchend im Zimmer um. „Wo ist Cleveland?" fragte sie. Für gewöhnlich war er noch vor den Hunden da, um sie zu begrüßen. Aber heute war er nicht erschienen.

„Ich hole ihn", sagte Teddy und eilte aus dem Wohnzimmer. Wenige Augenblicke später kehrte er mit dem Kater auf dem Arm zurück.

„O Cleveland!" seufzte Linda, als Teddy ihr den Kater auf den Schoß legte. „Nicht schon wieder!"

Clevelands rosafarbenes Näschen war ganz zerkratzt. Offensichtlich hatte er wieder einmal mit einem anderen Kater gekämpft.

„Cleveland, warum gehorchst du nicht?" sagte Linda mit strenger Stimme, während sie seine Kratzspuren untersuchte. „Weißt du noch immer nicht, daß sich Hauskatzen nicht auf Kämpfe einlassen sollen?"

„Es war wieder der gräßliche graue Kater von Millers", klärte Erin sie auf und setzte sich auf Lindas Sessellehne. „Du hättest hören sollen, wie er geschrien hat", sagte Erin und kraulte den Kater unter dem Kinn. „Ich dachte schon, sie würden sich gegenseitig umbringen."

„Aber Cleveland hat's ihm wieder gegeben!" sagte Teddy stolz. „Er ist der beste Kämpfer hier in der Gegend. Und ich habe ihn dann verarztet, Paps", berichtete er Doktor

Taylor. „Ich habe ihm das Blut weggewischt und etwas von der komischen Salbe auf seine Nase getan. Du weißt schon, das Zeugs, das du mir immer auf die aufgeschürften Knie gibst. Erin hat keinen Finger gerührt. Sie kann ja kein Blut sehen. Mensch, sind Mädchen doof! – Nur du nicht, Linda", fügte er rasch hinzu. „Ich will sagen, die meisten Mädchen."

„Vergiß nicht, Teddy, daß Erin Cleveland ein warmes Bettchen hergerichtet hat und so lange bei ihm geblieben ist, bis er eingeschlafen war", erinnerte Frau Racer den Jungen.

In diesem Augenblick ertönte eine Autohupe vor dem Haus.

„Das ist Henry, mein Sohn", sagte Frau Racer, und ein Lächeln huschte über ihr Gesicht. Sie war seit mehr als zehn Jahren Haushälterin bei den Taylors, und all die Jahre hatte Henry sie jeden Abend nach der Arbeit abgeholt. Und jedesmal kündigte sie sein Kommen mit denselben Worten an, weshalb dieser Satz schon zu einer stehenden Redewendung bei den Taylors geworden war.

„Ich habe mit Erin einen Apfelkuchen gebacken und eine Schüssel Apfelkompott gemacht. Teddy und seine Freunde haben so viele Äpfel von den Bäumen hinter dem Haus heruntergeholt, daß ich gar nicht mehr wußte, wohin damit. Wo ist denn die Tasche mit den Äpfeln, Erin? Ich möchte zu Hause Apfelmus einkochen. Ich bringe dann am Montag ein paar Gläser mit. Und Sie, Doktor, Sie ruhen sich jetzt aus. Und du, Teddy, du benimmst dich anständig. Erin, du wärmst den Apfelkuchen auf, den dein Vater und Linda zum Nachtisch bekommen. Und um Himmels willen, verbringe nicht den ganzen Tag im Hobbyraum unten, um deine Ballettnummer einzustudieren! Geh ins Freie und spiele mit den anderen Kindern an der frischen Luft. Und du, Linda, vergiß nicht, daß du für Montag eine Physikarbeit schreiben mußt."

Frau Racer nahm die Tasche mit den Äpfeln, die Erin herbeigeholt hatte. Dann ging sie fast wiederstrebend zur Tür, als könnte während ihrer Abwesenheit über das Wochenende der ganze Taylorsche Haushalt aus den Fugen geraten.

„Sag hallo zu meinem Sohn!" rief Teddy und lief hinter der Haushälterin her.

Linda, die Cleveland an ihre Brust drückte, kicherte.

„Möchtest du einen tollen Witz hören?" fragte Teddy, nachdem Frau Racer gegangen war.

„Klar, erzähl mal", sagte Linda.

„Was ist das: Es ist grün, bedeckt mit Warzen und fliegt schneller als ein Düsenjäger?"

Linda überlegte einen Augenblick lang, dann sagte sie: „Keine Ahnung. Was ist es?"

„Eine Superessiggurke! – Möchtest du noch einen hören?"

„Ich fürchte, das läßt sich ohnehin nicht verhindern", stöhnte Linda.

„Dann mußt du ihn dir während des Essens anhören", sagte Erin, die sich Frau Racers makellose Schürze umgebunden hatte. „Oder aber dein Essen wird kalt. Warte, bis du den Apfelkuchen gekostet hast! Er schmeckt einfach phantastisch!"

„Und es gibt Vanilleeis dazu", verriet Teddy, als er mit seinem Vater und Linda in die Küche ging.
Sie nahmen an dem runden Eichentisch Platz.
„Trage das Essen auf, Küchenfee!" rief der Tierarzt und breitete eine weiß-blau karierte Serviette auf seinem Schoß aus. „Ich bin so hungrig, daß ich..."
„Daß du was essen könntest?" fragte Linda lachend.
„Steckrüben", antwortete ihr Vater.
„Da hast du deine Steckrübe", rief Erin und stellte eine vollbeladene Platte auf den Tisch.
Teddy setzte sich neben Linda. „Also hör zu! Was ist das: Es ist purpurrot, stärker als eine Lokomotive und kann mit einem Satz über ein hohes Haus springen?"

Als Linda am nächsten Morgen erwachte, waren ihre Gedanken bei Gray Ghost. Sie hatte von ihm geträumt – er hatte wie im Flug ein Hindernis nach dem anderen genommen, und sie hatte auf seinem Rücken gesessen. Und sie hatte dabei Teddys Worte gehört: „Stärker als eine Lokomotive und imstande, mit einem Satz über ein hohes Haus zu springen..." Und sie hatte gerufen: „Ich weiß, was es ist! Es ist Super-Ghost!"
„Falsch!" hatte Teddy gesagt. „Es ist Superman, du Dumme!"
Dann tauchte plötzlich ein riesiges Hindernis vor ihnen auf. Linda wußte, daß Ghost es nehmen konnte. Er hatte schließlich Flügel wie Pegasus. Aber er konnte das Hindernis nicht sehen. Er konnte gar nichts sehen. Ghost war blind! Und dann stürzte er, und Linda stürzte mit ihm. Er lag auf dem Boden, und seine herrlichen Flügel waren

gebrochen. Neben ihm stand Cassandra Merrill und sagte teilnahmslos: „Es war nicht meine Schuld. Es ist eben ein altes, blindes Pferd!"

„Es ist ein sehr wertvolles Pferd", hatte Trevor Merrill vorwurfsvoll zu Linda gesagt.

„Wertvoll", hatte Cassandra wiederholt.

Was für ein verrückter Traum, dachte Linda. Sie wußte, daß ihr Vater, sobald er aufgestanden war, zum Tier-Treff fahren würde, um nach Gray Ghost zu sehen. Aber so lange konnte sie einfach nicht warten. Sie sprang aus dem Bett, wusch sich mit kaltem Wasser das Gesicht, putzte die Zähne und zog dann in Windeseile ihre Jeans und ein Flanellhemd an. Sie bürstete sich rasch die Haare und band sie mit einer roten Schleife im Nacken zusammen. Dann schlich sie auf Zehenspitzen an den Zimmern ihres Vaters und ihrer Schwester vorbei und eilte die Treppe hinunter. Sie ermahnte die Hunde, still zu sein, als sie sie freudig begrüßen wollten. Cleveland sprang vom Wohnzimmerkamin und rieb sich schnurrend an ihren Beinen, womit er sagen wollte: „Ich bin so hungrig, weil ich schon so lange nichts mehr zu fressen bekommen habe!"

Linda ließ die beiden Hunde auf den großen Hinterhof hinaus. Sie gab etwas Trockenfutter in Clevelands Napf, obwohl sie wußte, daß der Kater es nicht mochte.

„Wenn du hungrig bist, wirst du es essen", sagte sie zu ihm, während sie aus der Gemüsekiste ein paar Karotten herausnahm. Sie steckte sie mit ein paar Äpfeln in eine Plastiktüte, ließ die Hunde wieder ins Haus, gab ihnen zu fressen und ging dann durch die Hintertür ins Freie. Gerade als sie sich auf das Fahrrad schwingen wollte, fiel ihr ein, daß sie doch besser eine Nachricht hinterlassen sollte, obwohl sie sicher war, daß ihr Vater wußte, wo sie sich aufhielt.

Sie rannte zurück ins Haus, kritzelte ein paar Worte auf den Block an der Kühlschranktür und machte sich auf den Weg. Sie wollte unbedingt als erste bei Ghost sein, um von Mike zu erfahren, wie er die Nacht verbracht hatte.

Für gewöhnlich fuhr sie mit dem Fahrrad fünfzehn Minuten bis zum Tier-Treff, aber da es Sonntag war und noch früh am Morgen, waren keine Autos unterwegs, und so schaffte es Linda in zehn Minuten. Sie sprang von ihrem Rad und lehnte es an die Hauswand. Dann ging sie schnurstracks auf den Stall zu, wo Gray Ghost untergebracht war. Der Wallach stand knietief im duftenden, frischen Stroh. Trotz der Bandage an seinem rechten Vorderbein schien er sich recht wohl zu fühlen. Er stellte die Ohren auf, als sich Linda über die Boxentür lehnte, um seinen weichen Nasenrücken zu streicheln.

„Wie geht's dir, mein Junge?" erkundigte sie sich und lehnte ihre Wange an seine Backe. „Ich habe dir was mitgebracht. Möchtest du eine Karotte?" Sie holte eine aus der Plastiktüte hervor und reichte sie dem Pferd auf der Handfläche. Ghost schnupperte daran, dann leckte er leicht ihre Hand, bevor er die Karotte verspeiste. Linda streichelte währenddessen seinen seidigen Hals und kraulte ihn liebevoll zwischen den Ohren. Er war ein so herrliches Pferd! Ob sich Cassandra Merrill dessen bewußt war? fragte sich Linda. Schätzte sie es überhaupt, ein solches Pferd zu besitzen?

„O Ghost, ich gäbe alles dafür, wenn du mir gehörtest", flüsterte sie dem Wallach zu. „Ich würde es dir an nichts fehlen lassen! Ich würde dir zehnmal am Tag das Fell striegeln, damit es noch glänzender wäre, als es bereits ist. Und sobald dein Bein geheilt wäre, würde ich jeden Tag mit dir ausreiten. Aber ich ließe es nicht zu, daß du dich überanstrengst. Ich würde dich ganz sanft behandeln. Und du würdest mich bald so gern haben wie ich dich."

Das Pferd schnaubte leise und berührte mit seinem Kopf ganz sachte Lindas Brust. Es war, als hätte es jedes einzelne Wort verstanden, das sie zu ihm gesagt hatte.

Linda holte einen Apfel aus der Tüte hervor und reichte ihn Gray Ghost.

„Aber da du nicht mir gehörst", sagte sie mit einem leisen Seufzer, will ich dich nicht zu sehr liebgewinnen. Doch ich fürchte, es ist bereits zu spät. Vielleicht kann ich dich hin und wieder besuchen, wenn du auf Longmeadow bist... Aber wer weiß, ob du dich dann noch an mich erinnerst. Aber ich werde es ganz bestimmt. Ich werde dich nie vergessen!" Sie legte ihre Arme um Ghosts Hals und drückte ihn fest, bis ihr die Tränen kamen.

Plötzlich sah sie, daß Toby neben ihr stand.

„Was willst du denn hier?" fragte sie überrascht und ein wenig verlegen.

„Ja..., ich bin schon ganz früh aufgewacht, und da kam mir Gray Ghost in den Sinn. Ich fragte mich, wie es ihm wohl ginge..., und da beschloß ich, einfach mal bei ihm vorbeizuschauen", erklärte ihr Toby, während er den Nasenrücken des Pferdes streichelte. „Ich finde, es geht ihm recht gut."

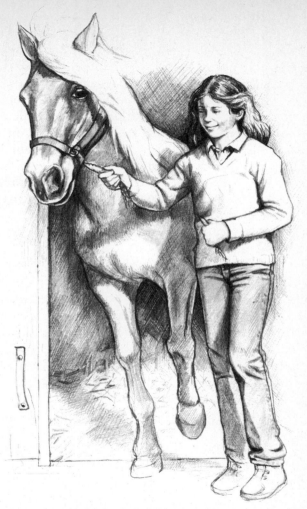

Ghost war so ein herrliches Pferd! Linda hatte ihn sehr liebgewonnen

„Sein Bein wird bald in Ordnung sein", versicherte ihm Linda. „Aber da gibt es noch ein anderes Problem, von dem Herr Merrill nichts wußte..." Linda wollte nichts Näheres darüber sagen.

„Was für ein Problem?" hakte Toby nach. „Und wie schlimm ist es? Fängst du jetzt zu heulen an, oder was?"

Linda wehrte ab. „Nein, natürlich nicht. Aber es ist ein sehr ernstes Problem." Sie holte tief Luft, bevor sie weiterredete. „Ghost wird erblinden. Er hat an beiden Augen den grauen Star. Paps sagt, er wird nie wieder springen können."

„Das ist ja schrecklich!" sagte Toby betroffen. „Was hat Herr Merrill denn gesagt, als er es erfuhr?"

„Herr Merrill weiß es noch nicht", antwortete Linda. „Er war nicht zu Hause, als Paps ihn anrief. Ich nehme an, es wird ihn hart treffen. Er hat doch die ganze Zeit hervorgehoben, wie wertvoll Gray Ghost sei. Aber wenn er nicht mehr springen kann, wird er keine Trophäen gewinnen und Herrn Merrill kein Geld mehr einbringen. Er wird ihn auf der Koppel lassen müssen, nehme ich an."

„Das ist hart", meinte Toby. „Aber im Grunde genommen verdient er jetzt ein wenig Ruhe."

„Möchtest du ihm einen Apfel geben?"

„Ja, sicher", sagte der Junge und reichte dem Wallach einen von Lindas Äpfeln, den dieser gierig verschlang.

„He, Linda, hast du noch ein paar Sachen zum Knabbern dabei?" erkundigte sich Mike, der soeben aus dem Stall nebenan kam. Linda hatte gar nicht mehr daran gedacht, daß er hier sein würde, um sich um die Tiere zu kümmern. „Ich wette, Old Sadie hat auch Lust auf einen kleinen

Snack", meinte er. „Die hat nämlich einen schweinischen Appetit."

„Sie ist ja auch ein Schwein", sagte Linda und kicherte, während sie Mike einen Apfel reichte.

„Ja, das wird der Grund sein", meinte Mike und zwinkerte Linda zu. „Hier, Sadie!"

Das Schwein schnappte nach dem Apfel und verschlang ihn schmatzend.

„Was hat sie denn?" wollte Toby wissen.

„Eine Art Ausschlag", erklärte Mike. „Ich weiß nicht, wie er heißt, aber der Doktor weiß es. Es gibt kaum etwas, was er nicht weiß. Sadie kann bald wieder nach Hause. Ich habe sie mit einer Salbe eingerieben, und nun wachsen ihr auch wieder die Borsten nach. Sie ist Luke Pollards schönste Sau, und er wird sehr froh sein, wenn er sie wieder hat." Er griff nach dem Schubkarren, der mit gebrauchtem Stroh gefüllt war, und fuhr ihn fröhlich pfeifend zum Stall hinaus.

Während sich die beiden unterhalten hatten, war Linda in Ghosts Box geschlüpft. Sie bürstete jetzt sein glänzendes, gescheckten Fell und redete dabei leise mit ihm. Der Wallach hielt ganz still und bewegte nur seine Ohren. Linda spürte, daß ihm das Striegeln behagte.

„Du hast dich ja ordentlich in dieses Pferd verknallt", stellte Toby fest, der an die Tür gelehnt dastand.

„Ja, das habe ich", gab Linda zu. „Ich habe mir schon immer ein Pferd gewünscht und hier mit vielen zu tun gehabt, aber Ghost ist etwas Besonderes. Er ist ein Held..., ein Champion. Ich weiß, er wird nur ein paar Tage hier im Tier-Treff sein, aber solange er da ist, wird er mein Pferd sein."

„Aber er ist es nicht", erinnerte Toby sie. „Du solltest dich nicht so sehr an ihn binden. Es wird nur noch schmerzlicher für dich sein, wenn er nach Longmeadow zurückkehrt."

„Ich weiß", sagte Linda, „aber ich kann nicht anders."

Toby streckte eine Hand aus und kraulte Ghost zwischen den Ohren. „Ja, er ist ein prächtiges Tier, aber trotzdem..."

„Linda, hallo, Linda! Ist das Gray Ghost?" erklang plötzlich Teddys Stimme. „Ist der aber schön! Hallo, Ghost! Wie geht's?"

Mit Teddy war auch Erin gekommen. „Ein herrliches Pferd!" staunte sie. „Darf ich es streicheln, Linda? Tut ihm das weh?"

„Nein, das tut ihm nichts", antwortete Linda. „Aber erschrecke ihn nicht. Er sieht nicht gut."

Linda begrüßte lächelnd ihren Vater, der soeben den Stall betrat. Er trug eine Trainingshose und ein T-Shirt.

„Wie geht es unserem Patienten?" erkundigte er sich und kniff Linda liebevoll in die Wange.

„Es geht ihm sehr gut, Paps", sagte Linda. „Aber wahrscheinlich wird er noch länger hierbleiben müssen, oder?" fügte sie rasch hinzu. „Ich nehme an, du mußt ihn eine Zeitlang beobachten, um sicherzugehen, daß er keine Infektion bekommt. Nicht wahr?"

„Ja, ein paar Tage noch", erwiderte der Tierarzt und untersuchte das verletzte Bein des Wallachs. Dann sah er sich die beiden aufgeschürften Knie an. „Er ist in recht guter Verfassung. Er wird auf Longmeadow bestens versorgt. Das sieht man. Obwohl er bereits alt ist, ist er kräftig und gesund. Er hat noch eine ganze Reihe schöner Jahre vor sich. Wie du weißt, Linda, können Pferde bis zu dreißig Jahre alt werden, mitunter auch mehr. Und es ist nicht ausgeschlossen, daß sich der graue Star durch eine Operation mit Laserstrahlen beheben läßt."

„Taylor! Taylor! Sind Sie da?" erklang eine Stimme.

Alle schauten gleichzeitig zu der geöffneten Tür, von wo die Stimme gekommen war. Sie erblickten in dem hellen Tageslicht nur zwei schemenhafte Gestalten. Doch Linda und der Tierarzt wußten sofort, daß es Herr Merrill und Cassandra waren.

„Ja, hier bin ich, Herr Merrill!" sagte Doktor Taylor.

„Man sagte mir, Sie hätten gestern abend bei mir angerufen. Ich habe heute morgen versucht, Sie telefonisch zu erreichen, doch vergebens. Wie steht es um Gray Ghost? Was mich vor allem interessiert, ist, ob er jemals wieder springen kann."

Der Tierarzt ging zur Stalltür und sagte mit ernster Miene: „Ich fürchte, nein. Oder zumindest nicht, bis seine Augen wieder in Ordnung sind."

„Was wollen Sie damit sagen? Es ist sein Bein, das mir Sorgen bereitet, und nicht seine Augen! Oder hat er etwas an den Augen?"

„Ja, so ist es", antwortete Doktor Taylor. „Ihr Pferd bekommt an beiden Augen den grauen Star. Aber beruhigen Sie sich, es besteht die Möglichkeit, ihn mit Laserstrahlen zu heilen. Aber nicht sofort. Ich kann Sie mit einem hervorragenden Chirurgen auf diesem Gebiet bekannt machen, der übrigens in Philadelphia lebt. Aber wir müssen noch einige Zeit warten, bis der Eingriff gemacht werden kann. Inzwischen können wir nichts anderes tun, als Ghost zu schonen. Das schließt selbstverständlich jegliche Teilnahme an Springturnieren aus. Im Hinblick auf sein hohes Alter rate ich Ihnen, ihm das Gnadenbrot zu geben. Lassen Sie ihn regelmäßig vom Tierarzt untersuchen – Doktor Callahan wird meiner Meinung sein."

„Ich sagte dir ja, daß Ghost zu alt ist!" mischte sich Cassandra ein. „Er ist alt und wird blind. Ich möchte ein neues Pferd. Du mußt mir eines kaufen!"

„Sei still, Cassandra!" herrschte sie ihr Vater an. „Ich kaufe dir ein neues Pferd. Das habe ich dir versprochen. Und es wird eines sein, dem du gewachsen bist." Dann wandte sich Herr Merrill an den Tierarzt: „Wenn Ghost nicht mehr springen kann, ist er wertlos für mich. Schläfern Sie ihn ein."

Linda war es, als hätte ihr jemand einen Schlag in die Magengrube versetzt. „Ihn einschläfern?" fragte sie fassungslos.

Herr Merrill schenkte ihr keine Beachtung. Seine kalten, blauen Augen waren auf den Tierarzt gerichtet. „Oder erschießen Sie ihn, wenn Ihnen das lieber ist. Aber handeln Sie sofort. Es hat keinen Zweck, das Leben eines Pferdes zu verlängern, das nicht mehr an Turnieren teilnehmen kann. Selbstverständlich werde ich Sie für alle ihre Bemühungen entschädigen."

Linda zitterte am ganzen Körper, als sie sich an den Arm ihres Vaters klammerte und flüsterte: „Das kannst du nicht tun, Paps!"

Der Tierarzt legte beruhigend seine Hand auf ihre. Er sah Herrn Merrill gerade in die Augen und sagte: „Ich fürchte, ich bin dazu nicht befugt. Ghost ist nicht mein Patient, sondern Tom Callahans. Sie werden mit ihm über die Sache reden müssen."

„Unsinn!" protestierte Herr Merrill. „Ich ließ Sie kommen, weil Callahan verreist ist. Und ich erteile Ihnen meine Anweisungen. Ich bin Geschäftsmann, Taylor. Ich handle mit Aktien. Sobald sie fallen, verkaufe ich sie. Dieses Pferd ist für mich ebenso eine Investition. Wenn ich es verkaufen könnte, würde ich es tun. Aber ich habe nicht die nötige Zeit oder die Geduld dazu, jemanden ausfindig zu machen, der dumm genug ist, ein Pferd in solch einem Zustand zu kaufen. Ich habe es Ihnen schon einmal gesagt, und jetzt wiederhole ich es: Töten Sie Ghost!"

Doktor Taylor biß die Zähne zusammen. Seine Augen blitzten zornig. „Herr Merrill, ich bin Tierarzt", sagte er langsam und deutlich, „und es ist meine Aufgabe, Leben zu retten. Wenn ein Tier nicht mehr geheilt werden kann, bin ich als erster dafür, daß man es von seinem Elend befreit. Aber dieses Pferd hier", er zeigte auf Gray Ghost, „braucht nur Ruhe und die entsprechende Pflege, damit es gesund wird, was nicht bedeutet, daß es dann wieder springen kann. Ich werde seinem Leben kein Ende setzen. Vielleicht sieht Tom Callahan den Fall anders. Ich bin jedenfalls nicht berechtigt, an seiner Statt zu handeln. Ich weigere mich, Ghost zu töten."

Linda war sehr stolz auf ihren Vater. Er erkannte Ghosts Wert, der nichts mit Geld zu tun hatte. Sie hatte noch nie in ihrem Leben einen Menschen gehaßt, aber jetzt haßte sie

Herrn Merrill. Ghost war für ihn nichts anderes als ein Mittel, um Geld zu verdienen. Doch sie und ihr Vater kannten seinen wirklichen Wert.

„Sie können ihn doch nicht so einfach töten lassen!" schrie sie. „Das geht doch nicht! Das ist unfair!"

„Beherrschen Sie sich, mein Fräulein!" sagte Herr Merrill schroff. „Und übrigens, Doktor Taylor, Callahan kommt morgen zurück. Ich werde mich sofort mit ihm in Verbindung setzen, und wenn er zu Ihrer Praxis kommt, dann können Sie sicher sein, daß er Gray Ghost abholt, um das zu tun, was ich von ihm verlange. Also dann, guten Tag!" Er machte auf dem Absatz kehrt und schritt energisch die Hauswand entlang, Cassandra hinterdrein.

„Laß uns bei Martins anrufen, Vater, sobald wir zu Hause sind", bettelte diese. „Ich weiß, daß sie für Woodhaven's Moonglow einen Käufer suchen. Er ist ein Bild von einem Pferd und hat schon ein paar Preise gewonnen. Und er ist vor allem jung und nicht blind wie Ghost..."

Dann konnte Linda ihre Worte nicht mehr verstehen, denn Cassandra war schon zu weit entfernt.

Einen Augenblick später heulte der Motor der grauen Limousine auf, die gleich darauf auf dem Kiesweg davonbrauste.

Linda hat einen Plan

„Ich habe diesen Burschen nie leiden können, selbst damals nicht, als er noch ein Knirps war. Seinen Vater mochte ich genausowenig. Und der Großvater war auch nicht besser", murmelte Mike vor sich hin, während er Sadies Stall ausmistete.

„Was wirst du tun, Paps?" Linda war außer sich vor Empörung. „Wir können es doch nicht zulassen, daß Doktor Callahan ihn einfach abholt, um ihn zu töten! Das wäre ja Mord!"

Der Tierarzt rieb sich nachdenklich den Bart und schüttelte dann den Kopf. „Wenn Tom ihn abtransportiert, können wir nichts dagegen tun, Linda. Wie ich Merrill schon sagte, ist Ghost Toms Patient und nicht meiner. Und leider Gottes liegt in so einem Fall die Entscheidung beim Besitzer des Tieres. Wenn dieser will, daß man das Tier tötet, kommt der Tierarzt diesem Wunsch nach – oder er verliert den Klienten... Und die Longmeadow-Farm mit ihren vielen Pferden ist ein gutes Geschäft für Tom Callahan."

„Aber nur, wenn er die Pferde betreut, nicht, wenn er sie tötet!" mischte sich Erin in das Gespräch ein. „Herr Merrill ist ein abscheulicher Mensch! Ihm liegt nicht das geringste an Ghost. Wenn er keine Pferde mag, wozu hat er dann so viele?"

„Die Longmeadow-Pferde sind eine Kapitalanlage – Herr

Merrill hält sie, um Gewinne durch sie zu erzielen. Und außerdem glaube ich, daß er es gerne sieht, wenn er und seine siegreichen Turnierpferde in den Zeitungen für Schlagzeilen sorgen", erklärte ihnen der Tierarzt.

„Paps, du darfst es nicht zulassen, daß Ghost getötet wird. Du darfst es nicht!" flehte Linda.

„Ich finde, wir sollten Cassandra umbringen", murmelte Toby.

„Ja, aber wenn wir das täten, wären wir richtige Mörder", rief Teddy. „Und ich wette, Herr Merrill würde sich gleich darauf eine neue Tochter kaufen!"

„Läßt du wirklich diesen schrecklichen Menschen über Ghosts Schicksal entscheiden?" begann Linda erneut. „Wenn solche Dinge von einem Tierarzt verlangt werden, dann will ich vielleicht gar keiner mehr werden."

Linda lehnte ihren Kopf an Ghosts seidigen Hals. Er war ein so herrliches Tier und so lebendig! Nein, sie würde es nicht zulassen, daß man ihn tötete!

Der Tierarzt legte seinen Arm um ihre Schulter, aber sie schob ihn beiseite. Wenn ihr Vater es nicht verhinderte, daß Ghost getötet wurde, dann trug er genauso wie Doktor Callahan die Schuld an seinem Tod.

„Versuche mich zu verstehen, Liebes", sagte der Tierarzt.

Aber Linda wich seinem Blick aus. „Ich verstehe sehr gut", flüsterte sie. „Und es macht mich traurig. Ich dachte immer, du liebtest Tiere! Wenn das stimmte, würdest du nicht zusehen, wie Ghost abgeschlachtet wird! Ich kann nicht glauben, daß dir das nichts ausmacht."

Doktor Taylor wandte sich ab und mahnte Teddy und

Erin zum Aufbruch. „Linda, laß uns zu Hause noch einmal darüber reden, okay?"

Linda nickte nur. Sie war unfähig zu sprechen. Ihr Vater hatte versagt... Sie blieb noch bei Ghost zurück und streichelte seinen Widerrist. Dann legte sie traurig ihr Gesicht an seinen Hals.

„Was willst du tun?" Tobys Stimme riß sie aus ihren Gedanken.

„Was kann ich tun?" fragte sie und hob den Kopf. „Er wird sterben. Ja, Ghost wird sterben – und wir können nichts dagegen tun." Sie begann bitterlich zu weinen.

„Vielleicht können wir etwas tun", meinte Toby. „Hör zu, Linda, ich kenne diese Gegend hier wie kaum jemand. Ich kenne Plätze, von denen noch niemand gehört hat!"

„Na, wenn schon!" sagte Linda gleichgültig. „Und was hat das mit Gray Ghost zu tun?"

„Sehr viel", antwortete Toby und packte sie am Arm. „Ich kenne da eine alte Farm. Sie ist nur zwei Kilometer von hier entfernt. Das Haus ist eine Ruine, aber der Stall ist noch in einem recht guten Zustand. Wir könnten Ghost darin so lange versteckt halten, bis sie die Suche nach ihm aufgegeben haben!"

„Du meinst, wir sollten ihn entführen?" fragte Linda atemlos.

„Nicht ganz so", erklärte ihr Toby. „Es ist eine Art Schutzhaft, wie man sie manchmal in Fernsehfilmen sieht. Und wenn niemand weiß, wo er sich befindet, könnten wir Doktor Callahan oder Herrn Merrill ein Geschäft vorschlagen."

„Was für ein Geschäft meinst du denn?" fragte Linda

neugierig. „Sollen sie uns ein Lösegeld anbieten? Das ist doch Unsinn. Herr Merrill wird ihn nicht zurückhaben wollen – schließlich ist er es, der Ghost töten will. Und Doktor Callahan wird es tun. Nein, ich will kein Geld, ich will nur Ghost – lebendig!"

Toby dachte einen Augenblick nach. „Aber auf diese Weise könnten wir ihm ein längeres Leben erkaufen", meinte er.

„Ja, das ist es! Das werden wir tun!" rief Linda aufgeregt.

„Okay, dann sage ich meinem ältesten Bruder Tim, er soll mit dem Viehtransporter kommen. Wir stellen Ghost hinein und dann..."

„Nein, das habe ich nicht gemeint", unterbrach Linda ihn. „Wir könnten ihm ein längeres Leben erkaufen, sagtest du. Und genau das werde ich tun. Ich werde nämlich Ghost kaufen!"

Toby starrte sie an. „Was soll das? Du hast doch nicht soviel Geld, um ein Turnierpferd zu kaufen!"

„Jetzt hör mir mal zu", sagte Linda aufgeregt. „Herr Merrill und diese widerliche Cassandra sagten doch, daß Ghost für sie wertlos geworden sei. Sie müssen Doktor Callahan sogar noch bezahlen, damit er Ghost tötet. Richtig?"

Toby nickte.

„Wie wäre es also, wenn ich Ghost um genau die Summe erstehe, die Herr Merrill dem Tierarzt geben müßte? Ich könnte vorschlagen, daß ich sie in Raten bezahle, so wie wir es mit dem neuen Kühlschrank gemacht haben. Die Merrills sind doch nur an Geld interessiert. Und auf diese Weise brauchen sie keines auszugeben, um Ghost loszuwerden, sondern bekommen sogar noch welches."

Toby nickte abermals, dann sagte er: „Für ein Mädchen hast du ganz schön viel auf dem Kasten!"

„Und dafür, daß du ein Junge bist, hast du ziemlich verrückte Ideen! Aber das macht nichts – das zeigt nur, wie sehr du Ghost magst."

„Klar mag ich ihn", gab Toby zu, „und ich mag auch deinen Vater. Er ist ein prima Tierarzt. Übrigens, du warst vorhin nicht sehr fair zu ihm. Es ist wirklich so, wie er gesagt hat: Er ist machtlos gegen Merrill, er hatte keine andere Wahl, denn er hat nicht das geringste Recht auf Ghost."

Linda nickte. „Ich weiß, Toby. Aber ich war so enttäuscht von ihm, daß er Herrn Merrill nicht zu einem Duell oder etwas Ähnlichem herausgefordert hat. Wenn ich jetzt darüber nachdenke, dann weiß ich, daß er alles getan hat, was in seiner Macht stand. Und er hat es diesem Geldsack gezeigt! Du hast recht – er hatte keine andere Wahl. Aber *ich* habe sie, und ich habe sie bereits getroffen!"

„Was hast du vor?" wollte Toby wissen.

„Ich werde auf der Stelle nach Longmeadow fahren und den Merrills mein Kaufangebot machen." Linda wandte sich Ghost zu, um ihn zu streicheln. „Und wenn sie es ablehnen, dann... dann..."

„Was dann?" fragte Toby ungeduldig.

„Dann werde ich mir etwas anderes ausdenken."

Nachdem Linda die acht Kilometer nach Longmeadow im Eiltempo auf dem Fahrrad zurückgelegt hatte, kam sie

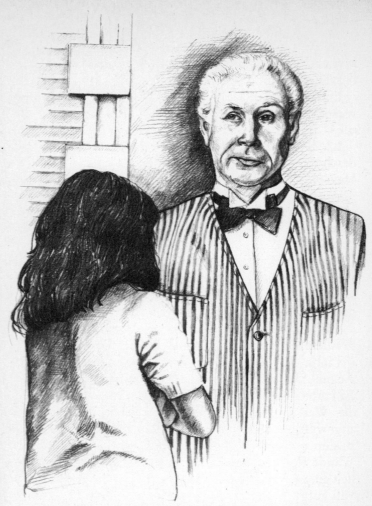

Der Butler musterte Linda streng und hob dann verächtlich die Augenbrauen

atemlos dort an. Sie klingelte ungeduldig an der Eingangstür, und endlich, beim dritten Mal, erschien ein Mann an der Tür, der offensichtlich der Butler war.

Er musterte Linda von Kopf bis Fuß und zog dann verächtlich die Augenbrauen hoch. „Kann ich etwas für Sie tun?" fragte er von oben herab.

„Ich hoffe es", antwortete Linda und strich sich eine feuchte Haarsträhne aus der Stirn. „Ist Herr Merrill zu Hause? Oder Cassandra? Ich muß dringend einen von ihnen sprechen."

Der Butler schwieg einen Augenblick, dann sagte er: „Herr und Frau Merrill sind ausgegangen, aber Fräulein Cassandra ist da. Wen darf ich ankündigen?"

„Sagen Sie Fräulein Cassandra, daß Linda Taylor hier ist. Wenn sie mich nicht sofort empfangen kann, warte ich solange." Linda wunderte sich über sich selbst. So hatte sie noch nie mit jemandem gesprochen.

„Gut, Fräulein Linda, dann treten Sie bitte ein. Ich werde Fräulein Cassandra Bescheid geben."

Linda folgte dem Butler in eine große Diele. Einen Augenblick lang überkam sie der Wunsch, auf und davon zu laufen, sich auf das Fahrrad zu schwingen und eiligst das Weite zu suchen. Aber sie blieb. Sie stand da wie angewurzelt und ließ sich weder von dem hochnäsigen Butler noch von der protzigen Ahnengalerie, die die Wände der Eingangshalle zierte, einschüchtern. Schließlich ging es um Leben oder Tod. Sie durfte jetzt auf keinen Fall aufgeben.

Der Butler kehrte zurück. „Wollen Sie bitte mitkommen, Fräulein Linda?"

Linda folgte ihm in ein großes, sonniges Wohnzimmer. Es war mit eleganten Stilmöbeln eingerichtet, und die Wände schmückten zahlreiche Bilder. Cassandra Merrill saß, eine Zeitschrift in den Händen, auf einer Sofabank vor dem Kamin.

Gerade als sich der Butler diskret zurückzog, läutete das Telefon, und Cassandra nahm eilig den Hörer ab.

Linda blieb auf der Türschwelle stehen und überlegte einen Moment lang, ob sie eintreten oder dem Butler folgen sollte.

Doch die Tür hinter ihr war bereits wieder geschlossen, und so blieb Linda regungslos stehen.

Cassandra kehrte ihr den Rücken zu und hatte sie noch nicht bemerkt. „Hallo? O Leslie, du bist es!" flötete sie ins Telefon. „Nein, ich habe es meinen Eltern noch nicht gesagt. Ich bringe es nicht über mich. Nachdem ich schon das letzte Auto zu Schrott gefahren habe, kann ich ihnen nicht sagen, daß ich jetzt mit dem neuen Wagen wieder einen Unfall gebaut habe. Noch dazu bin ich in ein Auto reingefahren, das an der Kreuzung gestanden hatte... Ich sagte dir schon, ich habe das Stoppschild übersehen!... Ja, er ist in der Werkstatt, aber nicht in der von Papa, sondern in einer anderen. Ich habe ihm erzählt, die Bremsen funktionierten nicht richtig, weshalb ich ihn zu einer Tankstelle gebracht hätte."

Linda war es unangenehm, das Gespräch mit anzuhören, und sie beschloß, draußen zu warten. Sie drehte an dem Türknopf, aber da es keiner von der üblichen Art war, gelang es ihr nicht, die Tür zu öffnen.

„Ich nehme an, du leihst mir das Geld für die Autoreparatur nicht... Nein, ich habe es keine Sekunde lang angenommen. Leslie, ich habe es dir versprochen, daß ich dir die fünfzig Dollar, die ich dir schulde, zurückzahle, sobald ich das nächste Taschengeld bekommen habe. Kannst du mich morgen früh abholen?... Vielen Dank, das ist sehr nett von dir, tschüs!" Cassandra legte den Hörer auf, und als sie sich umdrehte, fiel ihr Blick auf Linda.

„Seit wann bist du da?" fragte sie gereizt. „Es schickt sich nicht zu lauschen, weißt du das nicht?"

„Ich habe nicht gelauscht. Zumindest nicht absichtlich", stammelte Linda. „Der Butler hat mich hereingeführt, dann läutete das Telefon – und ich konnte nicht hinausgehen, weil es mir nicht gelang, die Tür zu öffnen."

Cassandra setzte sich verärgert auf das Sofa und begann in der Zeitschrift zu blättern. „Was willst du hier?" fragte sie.

Linda war wie gelähmt. Neben Cassandra, die so hübsch und gepflegt aussah wie die Modelle in der Zeitschrift, die sie durchblätterte, kam sie sich schwerfällig und ungepflegt vor. Auch haftete an ihren Kleidern noch Stallgeruch. Am liebsten wäre sie wieder auf und davon gelaufen, aber dann dachte sie an Ghost und schöpfte neuen Mut.

„Ich... ich kam wegen Ghost vorbei", stieß sie hervor.

Cassandra seufzte. „Was ist mit ihm? Mein Vater hat doch bereits alles geregelt. Ich wüßte nicht, was es dazu noch zu sagen gäbe." Sie vertiefte sich in ihre Lektüre, um Linda zu verstehen zu geben, daß sie die neueste Mode mehr interessierte als ein altes, krankes Pferd.

Linda konnte sich nur mit Mühe beherrschen. Doch

dann sagte sie ganz ruhig: „Es gibt noch einiges dazu zu sagen. Stimmt es, daß weder Sie noch Ihr Vater Ghost weiterhin behalten wollen?"

„Ja, das haben wir klar und deutlich gesagt."

„Und es ist Ihnen gleichgültig, was mit ihm geschieht, solange Sie keinen Ärger mit ihm haben?"

„Ich wünschte, du würdest endlich zur Sache kommen", sagte Cassandra ungehalten und schaute auf ihre goldene Armbanduhr. „Wir essen zu Mittag mit Freunden, und ich muß mich noch umziehen."

„Es geht darum, daß ich Ghost kaufen möchte", sagte Linda. „Ich habe einige Ersparnisse auf der Bank, aber ich kann das Geld heute nicht abheben, denn es ist Sonntag. Aber morgen kann ich es holen und Ihnen bringen."

Als Cassandra darauf nichts erwiderte, verließ Linda vollends der Mut. Plötzlich erkannte sie, wie lächerlich ihr Angebot war. Cassandra hatte alles, was man mit Geld erwerben konnte. Das Geld, das sie, Linda, in den letzten Jahren gespart hatte, war in Cassandras Augen sicherlich nur ein lächerlicher Betrag.

Sie wird mir ins Gesicht lachen, dachte Linda.

„Wieviel?" fragte Cassandra.

„Was?" stotterte Linda überrascht.

„Ich sagte, wieviel? Wieviel kannst du für ihn zahlen?"

Linda konnte es nicht fassen, daß Cassandra ihr tatsächlich zugehört hatte und sie nicht auslachte.

„Zwei... zweihundert Dollar", sagte Linda zögernd. „Das ist alles, was ich auf der Bank habe. Aber wenn es zuwenig ist – ich werde für meine Arbeit im Tier-Treff bezahlt und..."

„In bar?" unterbrach Cassandra sie.

„Ja, ich könnte Ihnen auch einen Scheck geben", erwiderte Linda atemlos.

„Nein, nicht nötig. Bar ist mir lieber", sagte Cassandra und knabberte an einem Fingernagel. Sie blickte Linda durchdringend an und fuhr fort: „Mein Vater hat mir Ghost geschenkt. Er gehört mir, und ich kann ihn daher auch verkaufen. Ich habe es meinem Vater heute vormittag auf dem Heimweg bereits vorgeschlagen, aber er sagte, die Mühe, einen Käufer zu finden, lohnte sich nicht. ‚Zeit ist Geld', meinte er. Das sagt er immer."

Linda wagte kaum zu atmen, und da sie sich keine falschen Hoffnungen machen wollte, zog sie es vor zu schweigen.

„Du kannst dir nicht vorstellen, wieviel Geld ich in Greenbriar brauche – das ist die Privatschule, auf die ich gehe. Auch meine Eltern sind sich darüber nicht im klaren. Sie geben mir ein lächerliches Taschengeld, nicht einmal die Hälfte von dem, was meine Klassenkameradinnen bekommen. Mein Vater sagt zwar immer, ich brauchte es ihm nur zu sagen, wenn ich damit nicht auskäme, aber manchmal will ich ihn nicht darum bitten, verstehst du das?"

Linda war sich nicht sicher, ob sie Cassandra verstanden hatte, aber sie nickte trotzdem.

Cassandra legte die Zeitschrift auf den Couchtisch und begann unruhig auf dem dicken Perserteppich auf und ab zu gehen.

Linda wurde noch nervöser davon und hoffte, Cassandra würde sich bald wieder hinsetzen.

„Was alles hast du vorhin mitbekommen, als ich telefonierte?" fragte Cassandra plötzlich.

Linda erschrak über diese Frage und sagte leise: „Alles, was Sie gesagt haben. Ich wollte es nicht, aber ich konnte es nicht verhindern."

„Das dachte ich", erwiderte Cassandra ungehalten. „Willst du wirklich Ghost kaufen?"

„Ich sagte es Ihnen bereits, daß..."

„Okay, okay", fiel ihr Cassandra ins Wort. „Ich verkaufe ihn dir für zweihundert Dollar, aber nur unter einer Bedingung."

„Und die wäre?" fragte Linda.

„Du müßtest mir versprechen, daß du meinem Vater nichts von dem Autounfall erzählst oder wozu ich das Geld benötige. Wenn du das nicht versprichst, bekommst du Ghost nicht." Cassandra verzog das Gesicht zu einem grimmigen Lächeln. „Und wenn ich Ghost nicht verkaufe, dann bedeutet das sein Ende. Und du trägst die Schuld an seinem Tod."

„Aber das ist nicht fair!" empörte sich Linda.

„Na und?" sagte Cassandra schnippisch. „Wer redet denn von Fairneß? Also, du gibst mir zweihundert Dollar in bar und verrätst meinen Eltern nicht, was ich mit dem Geld mache, oder aber..."

Linda schluckte ein paarmal. Ihr Mund war plötzlich ganz trocken. „Abgemacht", sagte sie schließlich. „Ich bringe Ihnen morgen nach der Schule das Geld."

„In Ordnung, ich bin ab vier Uhr zu Hause", erwiderte Cassandra. „Ich erwarte dich dann, okay?"

„Okay", sagte Linda.

Cassandra begleitete Linda zur Wohnzimmertür, und der Butler führte sie zum Ausgang. Sie stieg auf ihr Fahrrad und fuhr schnell den Weg zur Hauptstraße hinauf. Erst allmählich erholte sie sich von dem Schock, den Cassandras Herzlosigkeit ihr versetzt hatte, und ein schwindelerregendes Glücksgefühl durchströmte sie. Ghost würde tatsächlich ihr gehören! Ihr ganz allein – und niemand könnte ihm mehr etwas zuleide tun!

Der erste Teil ihres Traumes, in dem sie mit Ghost über die Hindernisse geflogen war, war in Erfüllung gegangen. Sie hatte ihm das Leben gerettet, und vielleicht würde sie ihm auch das Augenlicht wieder geben können. Die Operation, von der ihr Vater gesprochen hatte, würde sicher sehr teuer sein, aber sie würde jetzt schon dafür zu sparen beginnen. Bis dahin wollte sie sich darum kümmern, daß Ghost gut betreut würde. Sobald sein Bein geheilt war, würde sie täglich mit ihm ausreiten. Sie nahm sich auch vor, ihn zu schonen und nur auf weichem Gelände zu reiten. Solange er nicht gut sehen konnte, würde sie besonders vorsichtig sein und ihn führen. Welch schönen Zeiten sah sie entgegen!

Der Apfel fällt nicht weit vom Stamm

„Was, du willst ein Pferd kaufen, das halb blind ist, und erzählst deinem Vater nichts davon? Linda Taylor, du bist verrückter, als ich angenommen habe!" sagte Jill Dearborne und seufzte tief.

Linda saß mit ihrer besten Freundin in Teddys Baumhaus. Sie tranken Limonade und aßen Äpfel – zumindest Jill aß davon, denn Lindas Magen war wie zugeschnürt. Sie hatte nicht einmal den Sonntagsbraten gekostet, den sie gemeinsam mit Erin zubereitet hatte. Aber auch die anderen hatten wenig Appetit gehabt. Alle dachten nur an Ghost und sprachen über sein trauriges Schicksal. Deshalb war auch niemandem Lindas Schweigen aufgefallen. Der Tierarzt, Teddy und Erin wußten, wie unglücklich sie seinetwegen war. Sie wußten aber nicht, daß sie vorhatte, ihn Cassandra Merrill abzukaufen.

Warum hatte sie ihnen beim Mittagessen nicht von ihrem Vorhaben erzählt? fragte sie sich jetzt und streichelte nachdenklich das weiche Fell des Katers, der auf ihrem Schoß lag. Aber im Grunde ihres Herzens wußte sie ganz genau, warum sie ihnen nichts erzählt hatte. Sie fühlte, daß es nicht richtig war, Herrn Merrill den Autounfall zu verheimlichen, aber sie hatte nun mal Cassandra versprochen, niemandem davon zu erzählen. Das bedeutete, daß sie auch ihrem eigenen Vater nichts sagen durfte. Denn wenn dieser wüßte, daß sie von Cassandra erpreßt worden war, würde er ihr ganz sicher verbieten, Ghost zu kaufen. Doch wenn sie das Pferd nicht kaufte, würde es sterben. Linda hatte nicht gerne Geheimnisse vor ihrem Vater, aber das hier war ein besonderer Fall. Hier ging es schließlich um Leben oder Tod! Und ihr Vater würde das gewiß verstehen.

Linda mußte sich trotzdem bei jemandem aussprechen, und so hatte sie Jill angerufen und sie gebeten, zu ihr zu kommen. Ihr Vater war mit Teddy weggegangen, und Erin

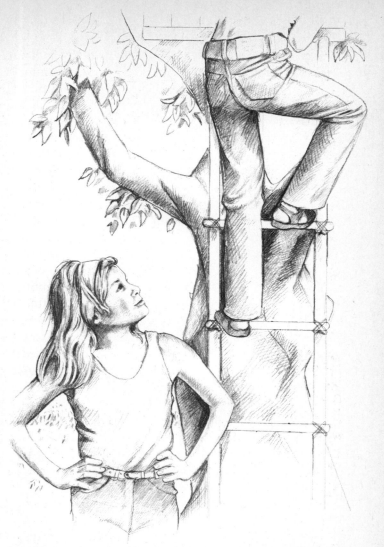

Jill und Linda stiegen die Leiter zum Baumhaus hinauf

übte im Hobbyraum ihre Ballettnummer. Linda hätte ihre Physikarbeit schreiben sollen, aber sie konnte an nichts anderes denken als an Ghost.

Sobald Jill eingetroffen war, stiegen die beiden Mädchen die Leiter zum Baumhaus hinauf. Und dann erzählte Linda ihrer Freundin die ganze Geschichte.

Jill starrte sie mit weitaufgerissenen Augen an. „Wann wirst du es deinem Vater erzählen? Und was meinst du, was er dazu sagen wird?"

„Keine Ahnung", erwiderte Linda und nahm Cleveland von ihrem Schoß. Sie legte sich auf den Boden des Baumhauses, das Kinn auf den verschränkten Armen aufgestützt, und schaute zum Hof hinunter. „Ich glaube, ich sage es ihm noch heute. Nur weiß ich nicht, ob ich ihm alles erzählen soll. Er hat mir immer geraten zu sparen, damit ich mir einmal das kaufen kann, was ich mir am meisten wünsche. Und es gibt nichts auf der Welt, was ich lieber hätte als Ghost. Nein, ich kann nicht zulassen, daß er stirbt! Jill, ich weiß, ich hätte vorher mit meinem Vater darüber reden sollen. Es handelt sich schließlich nicht um eine streunende Katze oder einen zugelaufenen Hund, die ich in meinem Zimmer ein paar Tage verstecken könnte, so wie du es mit dem Kätzchen getan hast, bis deine Eltern ihr Einverständnis zu einem Haustier gegeben hatten."

„Natürlich kannst du Ghost nicht in deinem Zimmer verstecken", meinte Jill. „Pferde brauchen außerdem viel Futter, und ich wette, daß das ganz schön teuer ist. Ein Pferd macht auch viel Arbeit. Ehrlich gesagt, Linda, ich glaube nicht, daß dein Vater begeistert sein wird."

„Du hast ja recht, Jill", sagte Linda und seufzte. „Aber

das wichtigste ist, daß Ghost gerettet wird. Ich werde jeden Tag vor der Schule zum Tier-Treff gehen, um ihn zu füttern und zu striegeln. Und wenn ich weiß, wieviel sein Futter kostet, kann es Paps von meinem Wochenlohn abziehen."

„Aber zuerst mußt du ihm alles erzählen", erinnerte Jill sie. „Er wird vielleicht nicht begeistert sein, wie du selbst sagst, aber ich glaube, er wird damit einverstanden sein. An deiner Stelle würde ich ihm nichts von dem Versprechen, das du Cassandra geben mußtest, sagen. Schließlich hast *du* nichts Unrechtes getan."

Linda seufzte und meinte: „Das dachte ich auch, aber trotzdem fühle ich mich nicht wohl dabei." Sie setzte sich auf und schlang ihre Arme um die Knie. „Meine Eltern haben immer gesagt, daß es fast genauso schlimm ist, eine schlechte Tat zu verheimlichen, wie sie zu begehen. Vielleicht wäre Tobys Plan doch nicht so übel gewesen – nur etwas verrückter als meiner."

„Wer ist Toby?" wollte Jill wissen.

Linda bemerkte erst jetzt, daß sie Toby noch gar nicht erwähnt hatte. So erzählte sie Jill von ihm, ihrer Wette, von Tobys zukünftigem Job im Tier-Treff und schließlich von seinem Plan, Ghost zu entführen.

„Du hast recht", meinte Jill, „er ist fast genauso verrückt wie du. Aber er hat Phantasie."

Jill leistete Linda noch eine Weile Gesellschaft. Aber da Linda mit ihren Gedanken ständig woanders und nicht sehr gesprächig war, sagte Jill, sie müßte nun wegen ihrer Physikarbeit nach Hause gehen. So kletterten sie die Leiter hinunter und warfen noch einen Blick in den Kaninchenstall, in dem Flopsy, Mopsy, Cottontail und Peter sowie die Ente Archibald untergebracht waren. Linda liebte es normalerweise, ihre Kaninchen zu streicheln, aber an diesem Nachmittag hatte sie keine Lust dazu. Sie konnte nicht einmal über Archibald lachen, der hinter dem braunweiß gescheckten Kaninchen Flopsy einherwatschelte, im Glauben, er wäre ebenfalls ein Kaninchen und Flopsy seine Mutter.

Jill machte sich auf den Heimweg, nachdem Linda ihr versprochen hatte, sie anzurufen, sobald sie mit ihrem Vater gesprochen hätte.

Linda ging in ihr Zimmer hinauf und verjagte Cleveland von ihrem Schreibtisch, um die Physikarbeit zu schreiben. Gleich darauf hörte sie ihren Vater und Teddy, begleitet vom lauten Gebell der Hunde, nach Hause kommen.

„Linda, Erin – wo steckt ihr denn?" rief der Tierarzt.

„Ich bin oben in meinem Zimmer und schreibe die Physikarbeit, und Erin tanzt im Hobbyraum. Sie hat den ganzen Nachmittag ihre Ballettnummer einstudiert", rief Linda zurück.

„Paps, darf ich noch zu Billy gehen?" hörte Linda ihren kleinen Bruder fragen.

„Ja, aber komm um fünf nach Hause."

Gleich darauf fiel die Eingangstür ins Schloß.

Linda stand vom Schreibtisch auf. Jetzt oder nie, dachte sie. Gerade als sie die Zimmertür erreicht hatte, hörte sie ihren Vater die Treppe hinaufsteigen. Linda ging ihm entgegen. Er umarmte sie schweigend, und sie drückte ihm einen Kuß auf die Wange. „Es tut mir leid, Paps, daß ich mich heute morgen so dumm benommen habe. Aber ich war so unglücklich wegen Ghost..."

„Ich weiß, Kleines, aber mir ging es nicht anders. Verstehst du jetzt, warum ich nicht den großen Helden spielen konnte, um Ghost zu retten? Ich habe alles getan, was in meiner Macht stand."

„Ja, ich weiß, Paps. Aber ich finde es trotzdem unfair, daß der Tierbesitzer über Leben und Tod eines Tieres entscheiden kann. Du, Paps, ich muß dir da noch etwas sagen..." Linda nahm die Hand ihres Vaters und führte ihn in ihr Zimmer, wo beide auf dem Bett Platz nahmen.

„Was gibt es, Linda?" fragte ihr Vater.

„Nun ja..." Linda drehte ihre ineinander verschlungenen Hände nervös hin und her. „Das stimmt doch, daß es unfair ist, daß der Besitzer eines Tieres über dessen Leben oder Tod entscheiden kann?"

Doktor Taylor nickte.

„Nimm mal an, der Besitzer würde sein Tier an jemanden verkaufen, der es nicht töten will?"

„Linda, worauf willst du hinaus?" fragte ihr Vater und sah sie forschend an.

„Ich habe zweihundert Dollar gespart", fuhr Linda eifrig fort. „Das ist das Geld, das ich von den Großeltern und Tante Ellen und Onkel Jack zu Weihnachten und zum Geburtstag bekommen habe. Außerdem habe ich einen Teil meines Wochenlohns gespart. Du sagtest doch immer, ich solle auf etwas hinsparen, das ich mir besonders wünsche. Ja, und ich wünsche mir nichts sehnlicher als Ghost! Heute morgen sagte ich ihr, daß ich ihn kaufen wollte – und sie war damit einverstanden."

„Von wem sprichst du? Von Cassandra Merrill?" fragte

Lindas Vater und runzelte die Stirn.

Linda nickte. „Ja. Nachdem du mit Teddy und Erin gegangen warst, ließ mich dieser Gedanke nicht mehr los, und so radelte ich nach Longmeadow. Herr Merrill war nicht da, aber Cassandra. Ich sagte ihr, daß ich Ghost für zweihundert Dollar kaufen würde, und sie war einverstanden damit, weil sie Geld brauchte..."

„Halt, warte mal!" unterbrach sie ihr Vater. „Wenn ich dich richtig verstanden habe, wollte Cassandra Ghost für zweihundert Dollar hergeben, weil sie Geld benötigte?"

„Ja, das sagte sie jedenfalls", erwiderte Linda, die es bereits bereute, daß sie diesen Umstand erwähnt hatte. „Und ich habe ihr versprochen, ihr morgen nach der Schule das Geld zu bringen. Du siehst also, Ghost muß nicht sterben! Ich werde mich um ihn kümmern und für seinen Unterhalt aufkommen. Er kann ja in dem Stall bleiben, in dem er jetzt ist. Und du wirst nicht einmal merken, daß er da ist!"

Doktor Taylor stand auf und rieb sich nachdenklich den Bart, während er Linda mit ernster Miene betrachtete.

Linda befürchtete, seine Gedanken zu erraten. Deshalb sagte sie rasch: „Paps, du wirst mir doch nicht sagen, daß ich ihn nicht behalten darf? Ich muß ihn retten, ansonsten wird er eingeschläfert! Es geht um Leben oder Tod."

Der Tierarzt nahm wieder neben Linda Platz und sagte: „Linda, ich habe das Gefühl, du verheimlichst mir etwas. Willst du es mir nicht sagen?" Er nahm ihr Kinn in die Hand und blickte ihr tief in die Augen. „Ich verstehe sehr gut, was du für Ghost empfindest und warum du ihn kaufen möchtest, aber mir wäre lieber gewesen, du hättest vorher mit mir darüber gesprochen, anstatt Hals über Kopf nach Longmeadow zu fahren. Ich habe nichts gegen deinen Plan, aber so etwas muß wohl überlegt sein. Du gibst deine gesamten Ersparnisse her, und außerdem darfst du nicht vergessen, daß es etwas ganz anderes ist, ein Pferd zu halten als eine Katze oder einen Hund. Hast du auch daran gedacht, welch zusätzliche Arbeit auf Mike zukommen würde? Er muß sich schließlich um Ghost kümmern, wenn du in der Schule bist. Ich weiß, du möchtest dich um alles kümmern, aber das wird nicht möglich sein. Ein Pferd hat man, solange es lebt, und Ghost kann noch viele Jahre leben. Was geschieht mit ihm, wenn du es eines Tages leid bist, dich um ihn zu kümmern? Wenn du..."

„O Paps, das wird nie der Fall sein! Ich erwarte auch nicht von Mike, daß er sich um Ghost kümmert. Ich werde selbst seinen Stall ausmisten, ihn ausreiten und ihn immer lieben. Bitte, Paps, bitte, laß mich Ghost haben!"

Doktor Taylor seufzte. „Da gibt es noch etwas zu bedenken. Woher weißt du, daß Cassandra Ghost wirklich verkaufen kann? Du nimmst an, daß er ihr gehört – aber wenn das nicht der Fall ist, was dann?"

„Nein, er gehört ihr, sie hat es mir ja gesagt", erwiderte Linda rasch. „Sie sagte, ihr Vater hätte ihn ihr geschenkt."

„Hast du sie gefragt, ob sie das beweisen kann?"

Linda schüttelte den Kopf.

„Dann wäre ich an deiner Stelle nicht allzu sicher, daß Cassandra die Wahrheit gesagt hat, vor allem, wenn sie dringend Geld braucht. Ich verstehe auch nicht, warum ein so wohlhabendes junges Mädchen in Geldschwierigkeiten sein kann. Weißt du es vielleicht?"

„Nun ja... da war dieser Telefonanruf, und ich habe gehört, wie sie einer Freundin sagte... O Paps, sie hat einen Autounfall gehabt und braucht nun Geld, um den Schaden reparieren zu lassen, bevor ihn ihre Eltern entdecken. Und sie sagte mir, wenn ich es Herrn Merrill weitererzählte, würde sie mir Ghost nicht verkaufen – und ich wäre dann schuld an seinem Tod!"

„O Linda, siehst du nicht, daß Cassandra dich erpreßt?" sagte der Tierarzt bestürzt. „Und daß man ihr nicht trauen kann? Warum hast du mir das nicht gleich erzählt? Hast du so wenig Vertrauen zu mir?"

„Natürlich vertraue ich dir, Paps", sagte Linda und blickte ihrem Vater in die Augen. „Aber ich hatte Angst, du könntest es Herrn Merrill erzählen, und das würde Ghosts Ende bedeuten."

Der Tierarzt umarmte Linda, und sie legte traurig ihren Kopf an seine Brust. „Ich hatte nur noch den einen Gedanken: Ghost zu retten", sprudelte es aus ihr hervor. „Aber was dann, wenn Ghost gar nicht Cassandra gehört? Wenn sie ihrem Vater verschweigt, daß ich ihn kaufen will, und Herr Merrill in der Zwischenzeit Doktor Callahan beauftragt, Ghost zu töten? Das wäre doch möglich, nicht wahr? Und wenn ich dir nicht alles erzählt hätte, hättest du es womöglich zugelassen, daß Doktor Callahan ihn abholt – und ich hätte Cassandra mein ganzes Geld gegeben, und Ghost wäre trotzdem gestorben!"

„Du bist ein kluges Mädchen, Linda", sagte ihr Vater ruhig. „Laß dich niemals zu einer Sache überreden, die dir nicht geheuer erscheint."

„O Paps, was können wir bloß tun?"

Doktor Taylor stand auf. „Als erstes rufen wir Herrn Merrill an. Er ist ein tüchtiger Geschäftsmann – aber auch ein verständnisvoller Vater. Du erweist weder Cassandra noch ihren Eltern einen Gefallen, wenn du den Unfall verschweigst. Ich wette, daß das nicht ihr erster Unfall war."

Linda nickte.

„Aber wenn sie so etwas ihren Eltern verheimlicht, dann könnte sie mehr auf dem Gewissen haben als einen verbeulten Sportwagen. Es kann doch auch möglich sein, daß sie in einen schweren Autounfall verwickelt ist", gab der Tierarzt zu bedenken und ging ans Telefon.

Linda stand aufgeregt neben ihm, als er die Nummer der Merrills wählte.

„Guten Tag, hier spricht Doktor Taylor. Herr Merrill? Meine Tochter und ich möchten Sie in einer dringenden Angelegenheit sprechen... Ja, es ist wegen Ghost... Ich möchte darüber nicht am Telefon reden. Wäre es Ihnen recht, wenn wir um neunzehn Uhr bei Ihnen vorbeikämen?... Ja, wir beide... Nein, meine beiden anderen Kinder und der ‚Stalljunge' kommen nicht... Gut, Herr Merrill. Bis später. Oh, daß ich es nicht vergesse, es wäre gut, wenn auch Ihre Tochter da wäre... Ja, es ist sehr wichtig. Gut, dann um sieben. Auf Wiedersehen!" Doktor Taylor legte den Hörer auf und sah Linda an. „Du hast ja alles gehört. Wir sind um sieben bei ihm. Wir werden die Angelegenheit ein für allemal klären."

„Okay", flüsterte Linda. „Ich möchte nicht wissen, was Cassandra tun wird, wenn sie erfährt, daß wir kommen. Sie wird sofort annehmen, daß ich dir alles erzählt habe und du es nun ihrem Vater berichten wirst. Die wird ganz schön toben!"

„Soll sie! Das geht uns nichts an. Wenn du das Pferd kaufst, sollten daran keine Bedingungen geknüpft sein, das heißt keine Geheimnisse – und schon erst recht keine vor Herrn Merrill."

„Was gibt es denn zum Abendessen? Ich habe einen Bärenhunger!" rief Teddy, der zur Tür hereinstürmte.

Linda hatte noch keine Zeit gehabt, sich darüber Gedanken zu machen, auch wenn sie in Frau Racers Abwesenheit für die Mahlzeiten verantwortlich war.

„Teddy, bitte füttere die Tiere, bevor du den Fernsehapparat aufdrehst. Wir essen erst in einer halben Stunde", sagte Linda.

Pünktlich um sieben Uhr standen Linda und ihr Vater vor dem Eingang des Merrillschen Hauses und warteten, daß man ihnen öffnete. Linda hatte sich umgezogen und war jetzt in Rock und Bluse. Auch ihr Vater hatte seine Freizeitkleidung gegen einen Anzug mit Krawatte ausgetauscht, und Linda fand, daß er wie ein seriöser Geschäftsmann aussah.

Als sich endlich die Tür öffnete, stand eine schlanke, hübsche Frau vor ihnen, die Cassandra so ähnlich sah, daß Linda sofort wußte, daß es sich um ihre Mutter handelte.

„Doktor Taylor?" fragte sie mit einem freundlichen Lächeln.

„Ja, Frau Merrill, und das ist meine Tochter Linda."

„Treten Sie doch bitte ein! Unser Personal hat heute Ausgang, bitte entschuldigen Sie die formlose Art...", sagte Frau Merrill.

Formlose Art..., dachte Linda. Was würde sie erst sagen, wenn sie zu uns käme?

„Mein Mann und Cassandra warten im Wohnzimmer auf Sie", sagte Frau Merrill und ging mit laut klappernden Absätzen über den Marmorboden der Diele.

Herr Merrill kam ihnen entgegen und streckte Doktor Taylor die Hand zum Gruß hin. „Pünktlich auf die Minute, Taylor", sagte er.

Cassandra saß wie bereits am Vormittag auf dem Sofa vor dem Kamin. Sie hatte die Arme verschränkt und sah Linda mit finsterem Blick an.

Doktor Taylor kam sofort zur Sache. „Soweit ich weiß, hat Linda Ihrer Tochter angeboten, Ghost zu kaufen", sagte er.

„Das hat mir Cassandra erzählt", erwiderte Herr Merrill. „Und meine Tochter war damit einverstanden." Er lächelte, als handelte es sich um die erfreulichste Nachricht der Welt.

Sie hat ihm nichts erzählt, dachte Linda und wartete darauf, daß ihr Vater von den Bedingungen sprechen würde.

Herr Merrill ließ sich in einen großen Lehnstuhl fallen. „Wo liegt das Problem?"

„Ich wollte nur von Ihnen wissen, ob Cassandra auch das Recht hat, Ghost zu verkaufen. Ich bin mit dem Kauf einverstanden, aber ich wollte mich vorher vergewissern, daß Ghost Cassandra tatsächlich gehört."

Herr Merrill warf seiner Tochter einen Blick zu, dem diese aber auswich.

„Gut, Taylor, ich sehe, Sie sind ein korrekter Geschäftsmann. Ghost ist eigentlich mein Pferd, aber ich habe ihn Cassandra geschenkt. Den Papieren nach bin aber ich der Eigentümer."

„Das habe ich vermutet", sagte der Tierarzt. „Sind Sie einverstanden, Ghost für zweihundert Dollar zu verkaufen, auch wenn er weit mehr wert ist?"

Das hätte er nicht sagen dürfen, dachte Linda.

„Wert war", korrigierte ihn Herr Merrill. „Aber in dem Zustand, in dem er sich augenblicklich befindet, ist er nicht mehr wert. Cassandra hat sich mit Ihrer Tochter bereits über die Verkaufsbedingungen geeinigt, und ich finde den vereinbarten Preis durchaus angemessen."

Doktor Taylor sah Cassandra an, doch diese schwieg noch immer.

„Ich bin einverstanden, daß Linda das Pferd kauft, vorausgesetzt, Sie kennen die Verkaufsbedingungen, Herr Merrill."

„Welche Bedingungen?" wollte dieser wissen.

Der Tierarzt sah wieder zu Cassandra hinüber, während er sagte: „Ihre Tochter ist bereit, Ghost zu verkaufen, unter der Bedingung, daß Linda Ihnen nichts von ihrem Autounfall erzählt. Ihre Tochter wollte mit diesem Geld die Reparatur bezahlen."

Cassandra, die die ganze Zeit schweigend zugehört hatte, bekam plötzlich einen wütenden Gesichtsausdruck. Linda vermutete, es war aus Scham darüber, daß nun ihr Geheimnis gelüftet worden war. Doch sie irrte sich gewaltig. Denn über Cassandras Gesicht huschte nun ein Lächeln, als sie zu sprechen begann: „Es stimmt, was

Doktor Taylor gesagt hat, Vater. Ich habe wieder einen Autounfall gebaut, den ich euch aber nur deshalb verschwieg, weil ich euch nicht beunruhigen wollte. Und außerdem war es nicht meine Schuld. Ich dachte, ich sollte das tun, was auch du getan hättest. Ich beschloß, Ghost zu verkaufen, und genau zu diesem Zeitpunkt traf ich Linda. Ich bot ihr Ghost an, und sie war einverstanden damit."

Linda traute ihren Ohren nicht, als Cassandra fortfuhr: „Und wie ich schon sagte, wollte ich dich und Mutter nicht aufregen und habe daher den Wagen sofort reparieren lassen. Außerdem hättest du den armen Kerl, der den Unfall verursacht hat, womöglich noch gerichtlich belangt, was sicher mit hohen Unkosten verbunden gewesen wäre."

Doktor Taylor und seine Tochter sahen sich verblüfft an. Linda wollte schon etwas sagen, aber der warnende Blick ihres Vaters hinderte sie daran.

„Cassandra", sagte Herr Merrill stolz, „du hast dich fabelhaft verhalten. Ja, hier sieht man es wieder: Der Apfel fällt nicht weit vom Stamm. Ich hätte genauso gehandelt wie du, mein Kind." Er wandte sich dem Tierarzt zu: „Cassandra versteht es meisterhaft, mit Geld umzugehen. Es freut mich, daß ich Ihnen nun für Ghost eine Rechnung ausstellen kann. Aber da Cassandra das Geschäft abgeschlossen hat, steht selbstverständlich das Geld ihr zu. – Cassandra, mein Liebling, mein Mechaniker wird morgen früh deinen Wagen abholen. Benny ist so geschickt, daß das Auto wieder wie neu aussehen wird. Und natürlich übernehme ich die Kosten."

„O Paps, ich wußte, du würdest mich verstehen!" rief

Cassandra und sprang vom Sofa auf, um ihren Vater zu umarmen. „Du bist der beste Vater auf der ganzen Welt", flötete sie.

Als der Tierarzt und seine Tochter nach Hause fuhren, schwiegen sie zunächst eine Weile. Sie konnten es nicht fassen, wie Cassandra ihren Vater belogen und so die Situation gerettet hatte.
„Es ist wirklich unglaublich!" sagte Linda schließlich. „Sie hat eine Lüge nach der anderen aufgetischt. Sie war es, die den Unfall verursacht hat. Und nicht sie, sondern ich machte den Vorschlag, Ghost zu kaufen."
Lindas Vater schüttelte den Kopf. „Ich fürchte, die junge Dame muß erst die Erfahrung machen, daß Lügen kurze Beine haben. Aber früher oder später wird sie erkennen, daß man mit Lügen nicht weit kommt."
Linda dachte eine Weile nach, dann sagte sie: „Wie unterschiedlich ist doch die Art, wie Leute ihre Gefühle ausdrücken, findest du nicht? Du zeigst sie auf ganz andere Weise als Herr Merrill. Und was Cassandra betrifft, so bezweifle ich, ob sie – außer sich selbst – überhaupt jemanden lieben kann."
Doktor Taylor griff nach der Hand seiner Tochter und drückte sie fest. „Für jemanden, der noch grün hinter den Ohren ist, bist du ganz schön schlau", meinte er lachend.
Linda grinste. „Ich habe schließlich ein gutes Vorbild und – der Apfel fällt nicht weit vom Stamm!"

Ein Traum geht in Erfüllung

Als Linda und ihr Vater zu Hause ankamen, saß Teddy vor dem Fernsehapparat, und Erin studierte im Hobbyraum noch immer ihre Ballettnummer ein. Linda rief sie und sagte, sie sollte heraufkommen. Während Linda ihr alles erzählte, tanzte Erin im Wohnzimmer weiter. Als sie hörte, daß Linda Ghost behalten durfte, machte sie einen Luftsprung und berührte dabei fast die Zimmerdecke mit den Fingerspitzen.

Auch Teddy war ganz aufgeregt und wollte nicht zu Bett gehen. „Du wirst wirklich Ghost kaufen, Ehrenwort?" fragte er, den Mund voller Zahnpasta. „Versprichst du mir, daß ich ihn auch reiten darf? Und darf ich dir auch im Stall helfen?"

„Cassandra Merrill ist das widerlichste Geschöpf, das mir je untergekommen ist", meinte Erin. „Sie verdient wirklich kein so schönes Pferd wie Ghost!"

„Sie hat es ja zum Glück nicht mehr", sagte Linda. „Herr Merrill hat die Rechnung ausgestellt, und Paps geht morgen mittag mit mir zur Bank. Er bewahrt das Geld so lange für mich auf, bis ich aus der Schule komme. Und dann gehen wir gleich zu Herrn Merrill."

„Super!" rief Teddy und sprang mit einem Satz in sein Bett. „Wir haben ein Pferd! Ein Pferd!"

„Linda hat ein Pferd", verbesserte ihn Erin. „Sie hat ihre ganzen Ersparnisse dafür ausgegeben. O Linda", rief sie und legte ihre Arme um die Taille ihrer Schwester, „ich freue mich schrecklich für dich. Du bist wirklich ein Glückspilz! Du hast bekommen, was du dir am meisten gewünscht hast. Und ich darf im ‚Nußknacker' mittanzen!"

„Und ich habe eine Schwester, die ein eigenes Pferd hat!" rief Teddy. Wartet, bis ich es Billy und Eric erzählt habe. Eric hat nur zwei Meerschweinchen und Billy einen alten Hund."

Doktor Taylor kam die Treppe herauf, um den beiden gute Nacht zu sagen. „Nun ja, bis heute hatten wir nur zwei alte Hunde, Cleveland, einen Kanarienvogel, Kaninchen, Archibald und deine Hamster", sagte er zu Teddy. Er warf einen Blick auf den Hamsterkäfig, der auf Teddys Schreibtisch stand. „Du solltest ihn lieber in mein Büro stellen. Sie werden dich nicht schlafen lassen und die ganze Nacht herumtoben."

Teddy sprang mit einem Seufzer aus dem Bett und trottete mit dem Käfig aus dem Zimmer. „Es ist nur Paula, die ständig auf dem Rad läuft", brummte er. „John, Ringo und George nagen nur."

Als Teddy zurückkam, gab ihm sein Vater einen Gutenachtkuß und ging anschließend in Erins Zimmer.

Erin saß im Bett und blätterte in einem Bildband über Balletttänzer.

„Dreh um neun das Licht ab, Erin", sagte ihr Vater. „Und was ich dir noch sagen wollte..."

„Ja, Paps?" fragte Erin und blickte von ihrem Buch auf.

„Du studierst doch die Feenrolle für den ‚Nußknacker' ein. Doch das werden viele andere auch tun. Ich weiß, du

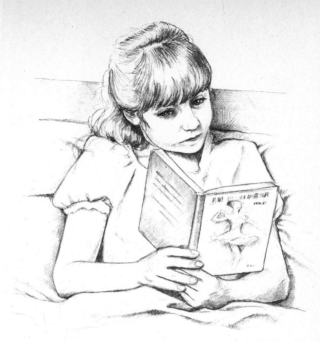

Erin blätterte in einem Bildband über Ballettänzer

bist eine gute Tänzerin, aber immerhin erst elf Jahre alt. Es ist durchaus möglich, daß Fräulein Tamara die Rolle mit einem älteren Mädchen besetzen wird, das mehr Erfahrung hat." Doktor Taylor streichelte sanft Erins Haar. „Rechne lieber nicht allzu fest mit dieser Rolle, du könntest sonst enttäuscht werden."

Erin schüttelte den Kopf. „Nein, Paps, bestimmt nicht. Ich bin ganz sicher, daß ich die Fee tanzen darf. Ich kann schon jeden Schritt! Außerdem werde ich bis Samstag jede freie Minute üben. Frau Racer hat mir versprochen, das Kostüm zu nähen. Ein rosafarbenes Röckchen mit einem silbrigglitzerndem Oberteil, genau so eines, wie Mama hatte. Ich habe Frau Racer ein Foto von ihr gezeigt, und sie ist sicher, daß sie es haargenau kopieren kann. O Paps, Lindas Traum ist in Erfüllung gegangen, und nun ist meiner an der Reihe!"

Linda betrat das Zimmer, um Erin gute Nacht zu sagen. „Wenn jemand diese Rolle verdient, dann bist du es!" sagte sie. „Ich werde dir die ganze Woche die Daumen drücken."

„Aber bitte schreibe noch vorher deine Physikarbeit zu Ende", meinte ihr Vater lachend. „Du wirst dich sonst beim Tippen ziemlich schwer tun!"

Erin lachte. „Paps, du bist albern!"

„Also dann, gute Nacht, ihr beiden", sagte Linda. Und bevor sie aus dem Zimmer ging, meinte sie: „Ich brauche nur zu lernen, mit den Zehen zu tippen!"

Schon am Nachmittag hatte sich Linda nicht auf die Physikarbeit konzentrieren können, aber jetzt, da Ghost ihr gehörte, gelang es ihr noch weniger. Endlich hatte sie ein Pferd, ein Pferd für sich allein! Sie konnte es kaum erwarten, Jill am nächsten Morgen zu sehen. Und erst Toby würde Augen machen! Linda konnte es plötzlich nicht länger für sich behalten, daß Ghost ihr gehören würde. Sie stürzte hinaus zum Telefon, nahm den Hörer ab und wollte Tobys Nummer wählen. Doch erst jetzt fiel ihr ein, daß sie seine Nummer gar nicht kannte. Sie suchte sie im Telefonbuch, wählte und wartete voller Ungeduld, daß sich jemand meldete.

„Curran", sagte eine tiefe Männerstimme.

Linda wußte sofort, daß es nicht Toby sein konnte.

„Guten Abend, hier ist Linda Taylor. Könnte ich bitte Toby sprechen?"

„Einen Moment, bitte", sagte die Stimme am anderen Ende der Leitung.

„Hallo?" meldete sich gleich darauf Toby.

„Ich bin es, Linda. Rate mal, was passiert ist! Merrills wollen mir Ghost verkaufen! Es ist schon alles geregelt. Er ist gerettet!"

„Das ist ja phantastisch!" rief Toby. „Ich hätte nie gedacht, daß du das erreichen würdest. Sag, darf ich ihn dann auch hin und wieder reiten? Natürlich erst dann, wenn er ganz gesund ist."

Linda schwieg einen Augenblick. Jemand anders sollte ihr Pferd reiten? Warum eigentlich nicht? Vielleicht würde sie Toby ab und zu reiten lassen, vorausgesetzt, er verstand es, mit Ghost umzugehen. „Na klar darfst du ihn reiten", sagte sie.

„Au, fein!" freute sich Toby. „Und vielen Dank für deinen Anruf! Seit du mir sagtest, daß du ihn kaufen wolltest, habe ich nur noch an ihn gedacht. Zuerst dachte ich, das wäre eine Schnapsidee, aber jetzt freue ich mich ehrlich für dich, daß es geklappt hat. Ghost ist einmalig!"

„Ja, ich weiß", sagte Linda leise. „Also dann, bis bald!"

„Ja, bis bald! Tschüs!" sagte Toby.

Linda legte den Hörer auf und ging glücklich lächelnd auf ihr Zimmer. Vielleicht würde sie auch Teddy auf Ghost reiten lassen, aber nur an der Longe, überlegte sie. Erin dürfte es auch, wenn sie Lust dazu hätte, aber sie machte sich nicht viel aus Pferden. Ihr würde Ghost nur deshalb gefallen, weil er genauso graziös und schön war wie ein Tänzer.

Es war fast zehn Uhr, als Linda endlich mit dem Tippen fertig war. Sie hatte schon bessere Arbeiten als diese geschrieben, aber wenigstens hatte sie sie gemacht. Sie war froh, ins Bett zu gehen, denn die Schultern taten ihr weh, und ihre Augen brannten.

Kurz vor dem Einschlafen dachte sie noch: Morgen geht mein Traum in Erfüllung!

„Und was tun wir, wenn Herr Merrill seine Meinung ändert?" fragte Teddy am nächsten Morgen beim Frühstück. „Wenn er Ghost doch nicht verkaufen will?"

„Das kann er nicht", sagte Linda entschieden. „Nicht wahr, Paps?"

Doktor Taylor, der gerade eine Scheibe Toast mit Butter bestrich, schüttelte den Kopf. „Das ist ziemlich unwahrscheinlich. Herr Merrill ist kein Betrüger. Er hält sein Wort. Da er schon die Rechnung für Ghost geschrieben hat, kann er keinen Rückzieher mehr machen, ohne daß es alle in Essex erfahren würden. Hätte Linda aber mit Cassandra das Geschäft abgeschlossen, dann wäre die Sache anders."

„Cassandra ist ein echtes Miststück", meinte Teddy.

Linda mußte ihm recht geben. Als sie wenig später zum Schulbus ging, verspürte sie trotz allem ein gewisses Unbehagen. Es waren noch vier Stunden, bis sie mit ihrem Vater zur Bank gehen würde, und dann noch weitere drei, bis sie das Geld Herrn Merrill übergeben konnte. Bis dahin konnte noch eine Menge geschehen!

Aber zum Glück war es nicht so. Um halb vier betraten Linda und ihr Vater Herrn Merrills Büro, und Linda überreichte diesem stolz einen dicken Umschlag mit zwanzig Zehn-Dollar-Noten. Der Bankkassierer hatte sie gefragt, wie sie das Geld wollte, und Linda zog die Zehn-Dollar-Scheine zwei Hundert-Dollar-Noten vor. Sie fand, daß sie nach mehr Geld aussahen, auch wenn der Wert der gleiche war. Ihr Kontostand betrug nun nur noch siebzehn Dollar und vierzig Cent, aber das störte sie nicht. Sie würde wieder zu sparen beginnen, um Ghosts Augenoperation bezahlen zu können. Außerdem mußte sie noch einen Sattel, Saumzeug und eine Longe kaufen, aber das hatte noch etwas Zeit.

„Zählen Sie es bitte nach", sagte Linda. „Aber es stimmt mit Sicherheit. Der Kassierer hat es zweimal gezählt."

„Nicht nötig", meinte Herr Merrill. Er blickte zuerst auf den Umschlag, dann sah er Doktor Taylor an und sagte: „Ich hoffe, Sie sind sich darüber im klaren, daß sie ein sehr gutes Geschäft gemacht haben. Wenn ich mir mehr Zeit genommen hätte, hätte ich eine weitaus größere Summe für Ghost erzielen können, trotz seines angeschlagenen Gesundheitszustandes."

„Herr Merrill, ich glaube, Sie verkennen die Situation", sagte der Tierarzt ruhig. „Ich habe kein Geschäft gemacht, ebensowenig Cassandra. Linda hat es gemacht. Sie halten ihre gesamten Ersparnisse in den Händen..."

„Bis auf siebzehn Dollar und vierzig Cent", mischte Linda sich ein.

„Ja, bis auf siebzehn Dollar und vierzig Cent", wiederholte der Tierarzt. „Linda hat jeden Cent gespart. Es ist ihr Geld, und sie wollte es nur für etwas ausgeben, das sie sich von ganzem Herzen wünschte, und das war Ghost."

Herrn Merrills Blick wanderte zu Linda. „Das ist dein Geld?" fragte er verwundert.

Linda nickte. „Ich habe aber nicht alles selbst verdient. Einen Teil des Geldes habe ich zu Weihnachten und zu meinem Geburtstag von den Großeltern und meinen Onkeln und Tanten bekommen."

„Woher es ist, ist mir egal", sagte Herr Merrill ungeduldig. „Tatsache ist, du hast Ghost damit gekauft. Kannst du mir sagen, warum du ihn unbedingt haben wolltest?"

„Warum?" fragte Linda erstaunt. „Weil ich ihn liebe. Ich liebe ihn schon seit vielen Jahren, seit mich meine Eltern zu den Reitturnieren mitgenommen haben, wo ich Ghost springen sah. Und dann konnte ich es nicht mit ansehen, daß Ghost getötet würde!" Linda sah zu ihrem Erstaunen, daß Herr Merrill sie noch immer ungläubig ansah. „Verstehen Sie das nicht?" fragte sie ihn.

„Ja, allmählich beginne ich zu verstehen", sagte Herr Merrill und lächelte. Dann sah er den Tierarzt an und meinte: „Sie sind ein glücklicher Mann, Taylor."

„Ja, das glaube ich auch", erwiderte Lindas Vater.

Dann herrschte sekundenlang betretenes Schweigen. Schließlich rief Herr Merrill seine Sekretärin und sagte zu ihr: „Bitte stellen Sie für Fräulein Linda Taylor eine Empfangsbestätigung über zweihundert Dollar aus. Die junge Dame wird sie gleich mitnehmen."

„Vielen Dank, daß Sie sich für uns Zeit genommen haben, Herr Merrill", sagte der Tierarzt. Und die beiden Männer gaben sich zum Abschied die Hand.

„Wir haben da noch einen Punkt vergessen", sagte Herr Merrill. „Es geht um Ghosts Sattel, sein Zaumzeug, die Longe und zwei Wolldecken. Ich glaube nicht, daß Sie das alles schon haben. Oder?"

„Nein, natürlich nicht", sagte Linda. „Aber es wird ohnedies noch eine Weile dauern, bis man ihn reiten kann."

„Ich werde mich trotzdem um alles kümmern", sagte Herr Merrill. „Sean wird Ihnen heute nachmittag die Sachen zur Praxis fahren. Selbstverständlich ist alles im Kaufpreis inbegriffen – ich habe es nur gestern vergessen zu erwähnen."

Linda sah ihren Vater strahlend an.

„Das ist sehr freundlich von Ihnen", sagte Doktor Taylor. „Ich bin sicher, Linda weiß Ihre Großzügigkeit zu schätzen."

„Und ob!" rief Linda. „Vielen Dank, Herr Merrill!"

„Ja, das wäre es also", sagte Herr Merrill abschließend und streckte Linda die Hand entgegen.

„Sie können zu jeder Zeit Ghost sehen", sagte sie zu ihm.

„Danke, Linda. Und viel Glück mit Ghost! Er ist ein prächtiges Pferd. Ich bin froh, daß er ein gutes Zuhause gefunden hat." Herr Merrill nahm auf dem Ledersessel hinter dem Schreibtisch Platz und begann in den Papieren zu blättern.

Doktor Taylor legte einen Arm um Lindas Schultern, und sie verließen Herrn Merrills Büro. Die Sekretärin überreichte Linda eine ordentlich getippte Quittung über Ghosts Kaufsumme. Linda starrte einige Sekunden darauf und meinte dann: „Jetzt gehört Ghost wirklich mir."

„Natürlich gehört er dir", sagte ihr Vater. „Was hältst du davon, wenn wir jetzt gleich zum Tier-Treff fahren und allen die Freudenbotschaft überbringen?"

Linda strahlte. Ihr Vater verstand sie wie niemand auf der Welt. „Ich finde, das ist eine Super-Idee!"

Wenige Minuten später saßen sie im Auto und fuhren auf dem schnellsten Weg zum Tier-Treff.

Linda und der Laubfrosch

„Das ist ja spitze, Linda!" rief Sarah Jones, die mit Linda in der Handballmannschaft spielte.

Linda saß mit mehreren Klassenkameradinnen in der Schulcafeteria an einem großen Tisch und erzählte ihnen, daß sie Ghost gekauft hatte. Sie konnte es selbst noch nicht wirklich glauben, daß er ihr gehörte. Aber je öfter sie darüber sprach, um so bewußter wurde es ihr.

„Und sie hat ihn mit ihrem Geld gekauft", fügte Jill hinzu.

„Er ist ein Turnierpferd, nicht wahr?" fragte Lisa Ahrens. „Ich habe oft über ihn in den Zeitungen gelesen. Wirst du mit ihm im Madison Square Garden reiten? Dann wirst du ja noch richtig berühmt!"

„Nein, sicher nicht", sagte Linda und biß von ihrem Apfelkuchen ein Stück ab. „Ghost wird nie wieder springen. Er ist schon fünfzehn Jahre alt und sieht nicht mehr gut. Aber sobald sein Bein geheilt ist, wird er ein gutes

Reitpferd sein, meint mein Vater. Er kennt in Philadelphia einen Tierarzt, der vielleicht seine Augen operieren kann. Außerdem ist Ghost schon berühmt genug. Er braucht keine Preise mehr zu gewinnen."

Susan Bascombe, die nicht zu Lindas besten Freundinnen zählte, aß ihren Hamburger zu Ende. Sie wischte sich die Finger in einer Papierserviette ab und meinte schließlich: „Ich verstehe nicht, was daran so großartig ist, wenn man ein altes, blindes Pferd mit einem verletzten Bein kauft. Wenn ich mir ein Pferd zulegen würde, dann müßte es jung und gesund sein."

Linda lächelte und erwiderte: „Der Kauf eines Pferdes ist nicht zu vergleichen mit dem eines Autos, Susan. Ein Pferd ist schließlich ein Lebewesen, und Ghost ist ein ganz besonderes Pferd. Er ist...", sie suchte nach den richtigen Worten, „... er ist ein Mitglied unserer Familie. Wenn meine Schwester sich ein Bein verletzte und blind würde, würde ich sie auch nicht austauschen."

Alle kicherten, und Susans Gesicht lief rot an. „Ich wollte damit nur sagen, daß du für dein Geld nicht viel bekommen hast", meinte sie. „Mein Vater sagt immer, man muß ganz schön klug sein, um sein Geld richtig anzulegen. Und mein Vater muß es wissen, denn er ist sehr erfolgreich."

Sie redet wie Cassandra Merrill, dachte Linda. Aber Susans Meinung kümmerte sie wenig. „Mein Vater ist auch erfolgreich", erwiderte Linda. „Er verdient vielleicht nicht so viel Geld wie deiner, aber er rettet Leben, das Leben von Tieren. Er sagt, jedes Leben ist wertvoll, und ohne ihn wäre Ghost bereits tot."

„Wenn du dich mit einem ausgedienten Pferd, das niemand mehr haben will, zufriedengibst, ist das deine Sache", sagte Susan schnippisch. Sie nahm ihr Tablett und stand rasch auf, denn sie hatte Andy Winston erblickt. Andy war ein hochaufgeschossener, hübscher Junge und Klassensprecher der Neunten. Linda entging es nicht, wie Susan ihn mit ihren Blicken verschlang, und unwillkürlich mußte sie an Cleveland denken, wenn er sich an einen Vogel heranschlich. Andy Winston konnte einem leid tun, dachte Linda.

Nun brachen auch die anderen auf. Linda warf ihren Papierteller und die Serviette in den Abfallbehälter neben der Tür und ging mit Jill zum Nachmittagsunterricht. Susan Bascombe konnte sagen, was sie wollte – Linda wußte, daß Ghost immer Sieger sein würde.

„He, Linda, wach auf!" sagte Jill und packte sie am Arm, denn sie wäre beinahe am Biologiesaal vorbeigegangen.

„O wie ich Bio hasse!" stöhnte Jill. „Wenn wir heute wieder einen Frosch sezieren, übergebe ich mich sicher. Ich bin nur froh, daß du da bist, denn du weißt immer, was zu tun ist."

Die beiden nahmen ihre Plätze ein. „Ich muß das können", sagte Linda, „wenn ich einmal Tierärztin werden will. Beim Sezieren lernt man am meisten über die einzelnen Organe und ihre Funktionen."

„Du bist schon sonderbar", meinte Jill. „Einerseits ißt du kein Fleisch, weil du die Tiere so liebst, und andererseits kannst du seelenruhig den Bauch eines Frosches aufschlitzen. Ich wette, wenn man dir in einem französischen Restaurant Froschschenkel vorsetzen würde, könntest du

sie nicht anrühren!"
 „Natürlich nicht!" sagte Linda. „Aber im Labor ist es etwas anderes. Hier geht es um Studienzwecke und nicht darum, daß man sich den Bauch vollschlägt."
 „Linda Taylor und Jill Dearborne, könnt ihr vielleicht auch einmal zuhören?" ermahnte sie Frau Lessing.
 Linda und Jill erröteten und versuchten sich auf den Unterricht zu konzentrieren. Aber Linda war mit ihren Gedanken wieder bei Ghost. Wie ging es ihm wohl heute? fragte sie sich. Und würde er sich freuen, wenn sie zu ihm käme? Wußte er, daß er jetzt ihr gehörte und nicht mehr den Merrills? Herr Merrill war doch netter, als sie angenommen hatte. Gleich nach ihrem Besuch in seinem Büro hatte er Ghosts Reitausrüstung zum Tier-Treff bringen lassen.
 Linda malte sich im Geist Ghosts zukünftige Sattelkammer aus. Sie würde einen unbenützten Stall dafür auswählen. Mike hatte ihr bereits versprochen, einige Regale darin aufzustellen, damit sie alle Sachen, die zum Reiten notwendig waren, unterbringen konnte. Wenn ihr Vater nichts dagegen hatte, würde sie gleich in den nächsten Tagen damit beginnen. Sie wußte schon genau, was zu tun war. Als erstes würde sie den Stall ausmisten und den Boden mit dem restlichen Linoleum, das von dem neuen Küchenboden übriggeblieben war, auslegen. Dann würde sie Ghosts Fotografien, die sie aus den Zeitungen ausgeschnitten hatte, einrahmen und an die Wände der Sattelkammer hängen. Und als nächstes...
 „Linda!" flüsterte Jill und stubste sie in die Rippen. „Frau Lessing hat dich etwas gefragt!"

„Was denn?" flüsterte Linda zurück.

„Du sollst den Blutkreislauf des Laubfrosches beschreiben", sagte Jill leise. „Und wenn du ihr nicht sofort antwortest, wird sie mich danach fragen, und ich habe keinen blassen Schimmer!"

Linda begann stockend das Herz zu beschreiben und wußte auch sonst nicht genau über den Kreislauf Bescheid.

Als die Stunde zu Ende war, bat Frau Lessing Linda, noch ein paar Minuten zu bleiben. „Linda, du hast immer zu meinen besten Schülerinnen gezählt", sagte sie. „Ich weiß auch, daß du einmal Tierärztin werden möchtest. Kannst du mir sagen, warum du in den letzten Tagen so wenig bei der Sache warst?"

„Entschuldigung", sagte Linda leise und errötete. Biologie war immer ihr Lieblingsfach gewesen, und sie konnte auch Frau Lessing sehr gut leiden und wollte sie auf keinen Fall enttäuschen. „Ich habe im Moment an so viel anderes zu denken", sagte sie schließlich.

„Und das ist zum Beispiel?" fragte die Lehrerin.

Linda erzählte ihr nun alles über Ghost. Als sie damit fertig war, meinte Frau Lessing: „Ich verstehe sehr gut, daß das alles sehr aufregend für dich ist, aber du mußt dich trotzdem auf den Unterricht konzentrieren. Nach der Schule kannst du an dein Pferd denken, so oft du willst."

Linda nickte verlegen. „Ich will es versuchen, ich verspreche es Ihnen", sagte sie. Sie warf einen Blick auf die Klassenuhr und erschrak. „Oh, ich muß gehen! Herr Steele macht einen Aufstand, wenn ich zu spät in die Englischstunde komme!"

Frau Lessing lächelte. „Das glaube ich nicht, aber beeile

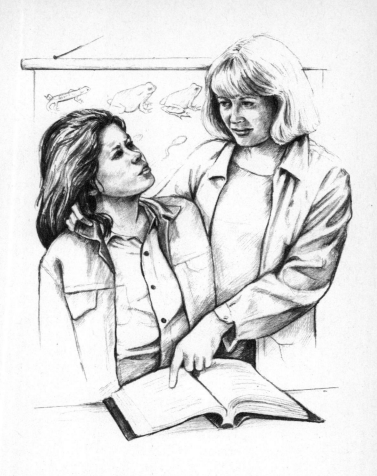

„Linda, kannst du mir sagen, warum du in letzter Zeit so wenig bei der Sache bist?" fragte Frau Lessing dich trotzdem. Wenn Herr Steele wissen will, wo du warst, dann sage ihm, daß ich dich aufgehalten habe. – Und meinen Glückwunsch zu Ghost! Wenn ich mal in die Gegend komme, sehe ich ihn mir gerne an."

„Das würden Sie wirklich tun? Das würde mich sehr freuen. Sie können zu jeder Zeit kommen. – Ich bin schon da, Jill!" rief Linda ihrer Freundin zu, die an der Klassentüre auf sie wartete.

„Ich habe Frau Lessing von Ghost erzählt", sagte sie, als sie den Gang entlangliefen.

„Ich weiß, ich habe es gehört", sagte Jill. „Aber auch wenn ich es nicht gehört hätte, hätte ich es erraten! Du redest ja von nichts anderem mehr."

„Ich kann nichts dafür", meinte Linda unglücklich. „Ich muß ständig an ihn denken. Sag, willst du nach der Schule mitkommen und ihn dir ansehen?"

„Ich kann nicht", sagte Jill. „Ich habe Jazzgymnastik, und du mußt zum Handballtraining, vergiß das nicht!"

„Ich weiß. Aber vielleicht kann ich früher weg. Ich habe ihn seit gestern nachmittag nicht mehr gesehen."

„Vielleicht solltest du deinen Vater bitten, daß er in Ghosts Stall ein Telefon installiert, damit du ihn tagsüber anrufen kannst", scherzte Jill.

Linda kicherte, aber sie wurde sofort wieder ernst, als sie sah, daß die Tür zum Englisch-Klassenzimmer bereits geschlossen war. „So was Blödes! Jetzt kommen wir auch noch zu spät. Hoffentlich haben wir noch nichts versäumt."

Sie gingen auf Zehenspitzen an ihre Plätze, als Herr Steele sagte: „Das nächste Referat ist in drei Wochen. Wer von euch weiß schon, welches Buch er lesen wird?"

Linda hob gleichzeitig mit ein paar anderen Mädchen blitzschnell die Hand.

„Ja, Linda?"

„Black Beauty", sagte sie. „Es ist ein herrliches Pferdebuch!"

Jill seufzte tief.

„Linda, du solltest mit deinem Vater reden", sagte Frau Racer, als Linda nach dem Handballtraining nach Hause kam.

„Warum?" wollte Linda wissen. „Ist etwas passiert?"

„Es ist wegen Erin. Sie hat starke Halsschmerzen und übt trotzdem für ihre Ballettnummer. Ich habe ihr bereits eine heiße Zitronenlimonade mit Honig gemacht, und sie hat sich ein wenig niedergelegt, aber jetzt will sie schon wieder aufstehen, um noch ein paar Schritte zu üben. Vielleicht kann dein Vater sie zur Vernunft bringen."

„Hat sie Fieber?" erkundigte sich Linda, als sie Cleveland hochhob und ihm einen Kuß auf die Stirn drückte.

Cleveland schnurrte laut und rieb sich den Kopf an Lindas Kinn.

„Sie will nicht, daß man ihr die Temperatur mißt", sagte die Haushälterin und seufzte. „Aber sie hat einen ganz roten Kopf, und ihre Augen gefallen mir gar nicht."

Mit Cleveland auf den Schultern und von Jocko und Sunshine begleitet, stieg Linda die Treppe zu Erins Zimmer hinauf.

Erin lag im Bett, in den Händen das Ballettbuch, und hörte sich die Musik zu „Nußknacker" an. Ihr Kanarienvogel Dandelion pfiff fröhlich mit.

„Hallo, Erin, wie geht es dir denn?" fragte Linda und setzte sich auf die Bettkante. Cleveland machte es sich an Erins Fußende bequem. Die beiden Hunde lagen ausgestreckt am Boden und schauten Erin an.

„Mir geht es schon wieder gut", meinte Erin. Frau Racer führt sich auf, als hätte ich Lungenentzündung, und dabei kratzt es mich nur ein bißchen im Hals."

Linda berührte die Stirn ihrer Schwester. Sie fühlte sich warm an, aber nicht heiß.

„Du bleibst besser im Bett", sagte Linda. „Ich bitte Frau Racer, daß sie dir später ein paar Löffel heiße Suppe bringt. Einstweilen ruhst du dich aus, oder willst du womöglich am Samstag krank sein?"

„Nein, natürlich nicht", sagte Erin. „In meiner Klasse sind derzeit viele erkältet. Bis morgen bin ich wieder in Ordnung." Sie griff nach Lindas Hand. „Bitte, sag Paps nicht, daß ich Halsschmerzen habe. Er schickt mich womöglich zum Arzt."

„Ich darf es ihm nicht verheimlichen", meinte Linda. „Und selbst wenn ich es täte, würde Frau Racer es ihm sagen. Versprich mir, daß du im Bett bleibst. Ich gehe nur schnell zum Tier-Treff, um nach Ghost zu sehen. Also, schön liegenbleiben!" sagte sie energisch. Linda mußte sich von der strengen Seite zeigen, denn wenn Erin sich etwas in den Kopf gesetzt hatte, konnte man sie nur durch Autorität davon abbringen.

„Aber da ist ein Solopart in meiner Rolle, an dem ich noch arbeiten muß", sagte Erin. „Ich muß ihn bis Samstag beherrschen. Und es sind nur noch drei Tage bis dahin!"

Linda warf einen Blick auf ihre Armbanduhr. Sie sollte schon längst bei Ghost sein. „Wenn du mir nicht versprichst, daß du im Bett bleibst, rufe ich auf der Stelle Paps an. Auch er wird dir sagen, daß du jetzt auf keinen Fall tanzen darfst, denn wenn du dich erkältest, dann kannst du das Vortanzen vergessen. Also, ich gehe jetzt und bin um sechs zurück."

Sie ging aus dem Zimmer, und Erin rief ihr nach: „Du bist gemein und herrschsüchtig, ja, das bist du!"

Linda schaute noch rasch in die Küche zu Frau Racer, die gerade am Herd stand und ihre berühmte Hühnersuppe zubereitete. „Sie bleibt im Bett", sagte Linda und packte ein paar Äpfel ein. „Ich gehe zum Tier-Treff und komme mit Paps nach Hause. Hm, die Suppe duftet aber fein!" Dann rannte sie hinaus und schwang sich auf ihr Fahrrad. Ein paar Minuten später hörte sie Teddys Stimme hinter sich.

„He, Linda, warte auf mich!"

Linda bremste, und gleich darauf kam Teddy keuchend angeradelt.

„Teddy, ich bin in Eile. Was willst du?" fragte Linda ungehalten.

„Ich komme mit dir", sagte er. „Ich habe Ghost noch nicht gesehen."

Linda seufzte. „Natürlich hast du ihn schon gesehen. Am Sonntag."

„Ja, aber da hat er noch nicht dir gehört. Seit du ihn gekauft hast, habe ich ihn noch nicht gesehen. Billy und Eric möchten auch mitkommen, sie warten vor Billys Haus."

Linda hätte Teddy am liebsten gesagt, er solle auf der Stelle umkehren, denn wenn er und seine Freunde mitkamen, würde es eine Ewigkeit dauern, bis sie am Tier-Treff ankämen, weil Kinder mit den Rädern nicht die Hauptstraße benutzen durften. Sie mußten also Seitenwege nehmen, was einen großen Umweg bedeutete. Und kaum angekommen, würden sie schon wieder nach Hause fahren müssen, denn Frau Racer wartete mit dem Abendessen.

„Teddy...", sagte Linda streng. Aber als sie das unglückliche Gesicht ihres Bruders sah, gab sie nach. Es war wirklich nicht leicht, die Älteste zu sein. „Okay, dann komm mit!" sagte sie schließlich. „Aber du und deine Freunde, ihr fahrt hinter mir her, und wenn ich stehenbleibe, dann bleibt ihr auch stehen! Verstanden?"

So fuhren dann alle vier auf Seitenwegen zum Tier-Treff. Auf dem Parkplatz vor der Klinik standen nur noch drei Autos.

Als Linda und die drei Jungen den Kiesweg zum Stall entlangfuhren, atmeten sie den herrlichen Duft von frisch geschnittenem Gras ein. Jemand hatte den Rasen gemäht. Und schon kam Toby auf dem Rasenmäher um die Ecke gefahren.

„Hallo, Linda!" begrüßte er sie. „Rate mal, was passiert ist? Harvey hat heute morgen sechs Junge bekommen... He, Teddy, wie geht es dir?"

Teddy stellte sein Rad ab. „Darf ich mich auf den Rasenmäher setzen? Paps erlaubt mir das auch immer."

„Ach komm, Teddy! Wir wollen doch das Pferd deiner Schwester sehen", rief Eric.

„Ja, wo ist es denn?" erkundigte sich Billy.
„Also kommt, Jungs!" sagte Linda und führte sie in den Stall. „Aber ihr müßt ganz still sein. Herumtoben ist hier nicht erlaubt, denn es sind kranke Tiere im Stall."
„Was hast du denn in der Tüte?" wollte Eric wissen.
„Äpfel für Ghost", antwortete Linda.
„Darf ich ihm auch einen geben?" bettelte Billy.
„Ich auch!" rief Eric.
„Na klar. Aber zuerst wollen wir Ghost begrüßen", meinte Linda. Sie fragte sich, ob er sie wiedererkennen würde. Und es hatte ganz den Anschein, daß er es tat. Er stellte die Ohren auf und beschnupperte Lindas Nacken. Dann streckte er den Hals und schnupperte über ihre Schulter – er hatte die Äpfel gerochen.
„O Ghost", seufzte Linda, „und ich dachte, du würdest dich freuen, mich zu sehen, dabei interessieren dich nur die Äpfel!" Sie reichte ihm einen auf der flachen Hand, und Ghost verschlang ihn gierig.
„Ist der aber riesig!" staunte Billy. „Du brauchst ja fast eine Leiter, um aufsitzen zu können!"
„Dürfen wir ihn auch streicheln?" erkundigte sich Eric. „Beißt er?"
„Natürlich könnt ihr das. Er beißt auch nicht."
„Er sieht gar nicht blind aus", stellte Billy fest.
„Er ist auch nicht vollständig blind", sagte Toby. „Ist er nicht ein tolles Pferd?"
„Und ist Ghost wirklich berühmt?" wollte Billy wissen.
„Teddy sagt, er hat eine Menge Preise gewonnen."
„Ja, er ist berühmt", sagte Linda und lächelte stolz. „Aber ich hätte ihn genauso gern, wenn er es nicht wäre."

„Du, Linda, ich habe eine tolle Idee", sagte Toby, der nun auch gekommen war. „Erinnerst du dich an das hübsche Namensschild an Ghosts Box in Longmeadow? Ich könnte in der Schule im Schnitzkurs eines für ihn machen. Ich habe schon ein schönes Kirschholz dafür. ‚Linda Taylors Gray Ghost', wie klingt das?"

„O Toby, das ist eine fabelhafte Idee", rief Linda begeistert. Dann überlegte sie einen Augenblick und sagte: Aber auf dem alten Schild stand nicht ‚Trevor Merrills Gray Ghost', sondern ‚Longmeadows Gray Ghost'."

„Wie wäre es mit ‚Gray Ghost vom Tier-Treff'?" schlug Toby vor.

„Ja, das ist es!" rief Linda, und ihre Augen leuchteten. „Und vielleicht könntest du mir auch ein paar Bilderrahmen schnitzen, damit ich Ghosts Fotografien in der Sattelkammer aufhängen kann?"

Während Linda Toby erklärte, wie sie sich die Sattelkammer vorstellte, bestaunten Teddy und seinen Freunde Ghost noch eine Weile. Dann zeigte Teddy ihnen die anderen Tiere im Stall: das Schwein Sadie, Herrn Hendersons Kuh Daisy, die eine Infektion an einem Huf hatte, und die Ziege Scruffy, die an Verdauungsstörungen litt.

Linda zeigte dann Eric und Billy, wie man einem Pferd einen Apfel zu fressen gibt – auf der Handfläche, die Finger ausgestreckt, damit das Pferd nicht versehentlich nach ihnen schnappt. Sie streichelte Ghost noch ein paarmal und flüsterte ihm Koseworte ins Ohr. Dann verabschiedete sie sich von ihm und versprach, am nächsten Nachmittag wiederzukommen.

„Bis morgen, vielleicht", sagte Toby und schwang sich

auf sein Fahrrad. „Dein Vater sagte, ich könnte dabeisein, wenn er Herrn Morgans krankes Kalb untersucht, weil ich ja von Kälbern was verstehe", fügte er stolz hinzu. „Und dann möchte er, daß ich den Boden im Stall saubermache und noch ein paar andere Arbeiten erledige."

„Gut, dann bis morgen", sagte Linda. „Kommt, Jungs, wir müssen nach Hause."

Toby radelte in Windeseile davon, aber Linda und die drei Jungen schauten noch bei Doktor Taylor vorbei. Er hatte seine Arbeit beendet und war gerade im Begriff, die Eingangstür abzuschließen.

„Wir sehen uns zu Hause", sagte er und ging zu seinem Wagen.

Linda fuhr mit ihrem „Gefolge" die Birkenallee entlang. Im Geiste sah sie schon das Namensschild für Ghosts Tür vor sich. Eigentlich ist Toby ein patenter Junge, dachte sie. Man muß ihn nur näher kennen, und außerdem hat er Ghost wirklich gern.

„Linda, was ist los mit dir?" riß Teddy sie aus ihren Gedanken.

Sie blickte zurück und sah, daß die drei Jungen an einem Stoppschild standen, das sie glatt übersehen hatte.

„Du solltest besser aufpassen!" rief Teddy.

„Du hast recht", sagte Linda. „Willst nicht du als erster fahren?"

Teddy strahlte. „Okay", sagte er, „ich werde besser achtgeben." Als er Linda überholte, hörte sie, wie er zu seinen Freunden sagte: „Seit sie das Pferd hat, ist sie völlig meschugge."

Linda konnte sich das Lachen nicht verkneifen. Ein

Bekannter von Frau Racer gebrauchte diesen Ausdruck, der soviel wie „verrückt" bedeutete. Wahrscheinlich bin ich es wirklich, dachte sie. Ja, ich bin meschugge.

Erin, die kleine Fee

Die beiden nächsten Tage vergingen wie im Flug.

Erins Halsschmerzen waren so rasch verschwunden, wie sie gekommen waren. Sie war zwar ein wenig verschnupft, aber das war kein Grund, von der Schule fernzubleiben.

Als Linda Donnerstag nachmittag von Ghost zurückkam, fand sie die Haushälterin äußerst bestürzt vor.

„Erin hat rote Flecken am Körper", berichtete sie Linda und ihrem Vater. „Sie hat sich die ganze Zeit am Bauch gekratzt, und da habe ich ihn mir angesehen. Es sieht ganz nach Windpocken aus. Mein Sohn Henry hat sie auch gehabt – und Linda auch. Sie bilden sich zuerst am Bauch."

„In meiner Klasse haben auch vier die Windpocken", machte sich Teddy wichtig. „Und sie brauchen eine ganze Woche nicht zur Schule zu gehen, und sie sind unter Karottäne!"

„Quarantäne heißt das", verbesserte ihn sein Vater, der sich dann Erin zuwandte: „Laß mal deinen Bauch sehen!"

„Nein, Paps, es sind bestimmt nicht die Windpocken", rief sie mit weinerlicher Stimme und wandte sich ab. „Ich wette, es ist eine Allergie. Ich glaube, ich bin allergisch gegen Cleveland!"

Cleveland sprang mit einem Satz vom Küchentisch und stolzierte mit hocherhobenem Schwanz davon, so, als hätte er alles verstanden.

„Erin, laß mal sehen!" sagte Doktor Taylor nun bestimmter. „Heb dein Hemd hoch, damit ich mir deinen Bauch ansehen kann."

„Wenn sie wirklich Windpocken hat, möchte ich sie anfassen. Ich möchte auch in Karottäne kommen!" rief Teddy begeistert. „Laß dich mal anfassen, Erin!"

„Sei endlich still, Teddy!" wies ihn sein Vater zurecht.

Widerstrebend zog Erin das Hemd hoch, und Doktor Taylor untersuchte die roten Flecken auf ihrem Bauch.

„Windpocken", stellte er fest.

„Nein, es sind keine!" protestierte Erin. „Ich bin ganz sicher, daß es mit Cleveland zu tun hat. Jedesmal, wenn er mit mir schmust, bekomme ich einen Juckreiz. Paps, es können nicht die Windpocken sein. Das ist völlig ausgeschlossen."

Doktor Taylor schüttelte den Kopf. „Liebling, ich bin zwar Tierarzt, aber trotzdem weiß ich, daß es sich hier um Windpocken handelt. Als Linda sie vor zwei Jahren hatte, sah es genauso aus. Du mußt unbedingt zu Doktor O'Toole gehen."

In diesem Augenblick quietschten Autobremsen vor dem Haus.

„Das ist mein Sohn Henry", sagte Frau Racer. „Also, bis morgen! Und, Doktor, lassen Sie Erin auf keinen Fall zur Schule gehen! Wenn sie Windpocken hat, darf sie nicht mit anderen Kindern in Berührung kommen. Geben Sie ihr Natron und Wasser auf die Pocken. Das lindert den

Juckreiz." Dann eilte sie hinaus.

Linda sprang von ihrem Stuhl auf und drückte Erin einen Kuß auf die Wange. „Vielleicht wird Doktor O'Toole sagen, daß es doch eine Allergie gegen Katzenhaare ist", versuchte sie die Schwester zu trösten. „Aber wenn es nicht so ist, dann..."

„Dann kann ich am Samstag nicht vortanzen", fuhr Erin mit weinerlicher Stimme fort. „Und dann werde ich auch die Rolle nicht bekommen. Das wäre schrecklich! Paps, ich fühle mich überhaupt nicht krank. Selbst wenn es die Windpocken wären, könnte ich ohne weiteres vortanzen. Ich brauchte sie nur mit Make-up zu überdecken. Kann mich Doktor O'Toole nicht erst nach dem Vortanzen untersuchen? Denn wenn es nicht ganz sicher ist, daß es die Windpocken sind, muß ich nicht zu Hause bleiben."

„Linda, hol bitte das Natron und etwas Wasser", sagte ihr Vater. „Erin, du gehst morgen zum Arzt, ob du willst oder nicht. Es wäre deinen Klassenkameradinnen gegenüber unfair, wenn du sie anstecktest."

„Unfair ist, daß ich nicht vortanzen darf und daß Lindas Wunsch in Erfüllung gegangen ist und meiner nicht, und das nur wegen ein paar roter Flecken!" Erin zog sich wieder das Hemd zurecht und sagte mit verzagter Stimme: „Das ist das Schlimmste, was mir je passiert ist."

„Das sieht nur im Augenblick so schlimm aus", versuchte Doktor Taylor sie zu beruhigen. „Aber manchmal ist es besser, wenn man die Augen vor etwas nicht verschließt. Es ist ein großer Unterschied zwischen Dingen, die tragisch sind, und solchen, die einfach Pech sind." Er streichelte liebevoll ihre Haare, während er fortfuhr: „Nun, wie wäre es, wenn du mit Linda in dein Zimmer hinaufgingst? Sie wird die Flecken mit Natron behandeln, und du wirst sehen, daß das Jucken gleich aufhört." Dann wandte er sich an Linda: „Und miß ihr sicherheitshalber die Temperatur. Ich glaube aber nicht, daß sie Fieber hat. Ich rufe jetzt Doktor O'Toole an und mache für morgen früh einen Termin aus. Einverstanden, Erin?"

„Okay", sagte Erin leise. „Aber Mama wäre stolz auf mich gewesen..."

Linda nahm Erin an der Hand und sagte: „Ich stelle dir den Fernsehapparat aus Paps' Büro in dein Zimmer. Donnerstag abend gibt es immer ein gutes Programm. Ich setze mich zu dir, okay?"

Erin nickte und ging Hand in Hand mit Linda die Treppe hinauf.

Eine Stunde später schaute Doktor Taylor zur Tür herein und fragte: „Na, was macht der Juckreiz?"

Erin verzog das Gesicht. „Er juckt", sagte sie und seufzte. „Ich glaube jetzt auch nicht mehr, daß es von Cleveland kommt. Er war ja den ganzen Tag nicht in meiner Nähe."

„Das kommt daher, daß du seine innersten Gefühle verletzt hast", scherzte Linda.

„O Linda, Cleveland hat mich sicher nicht verstanden", meinte Erin.

„Ich wäre mir da nicht so sicher", sagte Doktor Taylor. „Es ist nur gut, daß Tiere nicht sprechen können. Stellt euch vor, wie es hier zuginge, wenn alle durcheinanderredeten!"

Linda lachte. „Ich kann es mir lebhaft vorstellen. Sunshine würde immer noch mehr Futter verlagen, und Jocko würde betteln: ‚Spiel mit mir, bitte, spiel mit mir!' Und Cleveland würde sagen: ‚Laß mich hinaus', und wenn er draußen wäre, würde er bitten: ‚Laß mich hinein!'"

Doch Erin war nicht zum Lachen zu bringen. Ihr Vater drückte ihr einen Kuß auf die Wange. „Ich weiß, mein Liebling, wie sehr du enttäuscht bist. Aber selbst, wenn du vorgetanzt hättest, wäre es nicht sicher gewesen, daß du die Rolle bekommen hättest – egal, wieviel du dafür geübt hast. Man kann nicht immer gewinnen."

„Genau wie Ghost", mischte sich Linda in das Gespräch ein. „Er hat auch nicht jedes Turnier gewonnen, auch wenn er ein Champion war. Und jetzt wird er gar keines mehr gewinnen, aber das macht nichts."

„Die Merrills dachten aber nicht so darüber", sagte Erin. „Sie waren entschlossen, ihn zu töten, nur weil er keine Preise mehr gewinnen kann..." Sie schwieg einen Moment lang, dann fragte sie mit besorgter Miene: „Aber ich bin doch nicht so wie die Merrills? Ich bin nicht traurig darüber, daß ich nicht gewinne, sondern daß ich Mamas Stirnreif nicht tragen kann und nicht die Rolle tanzen darf, die auch sie getanzt hat."

„Ich weiß, mein Liebling", sagte ihr Vater und drückte ihr das Kopfkissen zurecht, damit sie bequem im Bett saß. „Aber du hast noch so viele Jahre vor dir, um die Fee zu tanzen. Mama war bereits zwanzig, als sie sie tanzte."

„Aber zwanzig ist schrecklich alt!" seufzte Erin.

„Nicht für einen Menschen", erklärte ihr Linda. „Du kannst froh sein, daß du kein Pferd bist, denn dann müßtest du jetzt mit einem A hinter deinem Namen auftreten, was bedeutet, daß du bereits über zehn bist."

Erin lachte, obwohl sie sich gerade in diesem Augenblick am Hals kratzen mußte. Als sie dann herzhaft gähnte, drehte ihr Vater das Licht aus und gab ihr noch einen Gutenachtkuß.

„Schlafe gut", sagte Linda. Als sie aus dem Zimmer ging, hörte sie Teddy rufen: „Linda, komm noch zu mir herüber!"

„Du solltest schon längst schlafen", sagte Linda und setzte sich auf seine Bettkante. Teddy hielt seinen Plüschbären im Arm, den Linda schon als kleines Mädchen gehabt hatte. Er hieß Kuschel-Wuschel, obwohl er alles andere als wuschelig war, denn sein braunes Fell war mit den Jahren völlig abgewetzt.

„Was gibt's?" erkundigte sich Linda.

„Ich dachte gerade daran, daß du einmal Tierärztin werden willst, genau wie Paps, und Erin will Tänzerin werden, so wie Mama. Aber was soll ich werden? Ich kann mich nicht entscheiden, ob ich Astronaut oder Baseballspieler in der Nationalmannschaft werden will. Was meinst du?"

„Warum nicht beides gleichzeitig?" fragte Linda.

Teddy strahlte. „Das ist eine Super-Idee!" rief er begeistert. „Ich könnte der erste Astronaut in einer Baseballmannschaft sein!"

„Aber jetzt ist Zeit zu schlafen, Teddy", sagte Linda und glättete seine Bettdecke. Dann beugte sie sich über ihn, um ihm einen Kuß auf die Wange zu geben. Doch plötzlich hielt sie inne, denn ihr fiel ein, daß Teddy unlängst gesagt hatte, Küssen wäre albern.

„Gibst du mir keinen Gutenachtkuß?" fragte er erstaunt und drückte Kuschel-Wuschel fester an sich.

Linda gab ihm einen Kuß und sagte: „Gute Nacht, mein Kleiner", und verließ auf Zehenspitzen das Zimmer.

„Bist du noch nicht fertig, Erin?" rief Teddy ungeduldig und streckte den Kopf hinter dem aus Leintüchern angefertigten Vorhang hervor, der die Eßecke vom restlichen Wohnzimmer trennte.

„Nur noch eine Minute!" erwiderte Erin.

Gleich darauf kam Frau Racer mit dem Nähkorb hinter dem Vorhang hervor. „Ich mußte noch eine Naht an ihrem Röckchen nachnähen", erklärte sie Teddy.

„Ich habe ja schon immer gesagt, daß sie eine dicke Fee ist!" sagte Teddy mit einem triumphierenden Lächeln.

„Teddy!" ermahnte ihn sein Vater. „Kannst du das nicht lassen?"

Frau Racer nahm neben Linda auf einem der vier Stühle der Eßzimmerecke Platz, die nebeneinander aufgestellt waren. Links von Linda saß ihr Vater, und der vierte Stuhl war vorgesehen für Teddy, den Organisator dieser Sondervorstellung, die Fräulein Erin Taylor im engsten Familienkreis gab. Sie tanzte die Fee aus dem Ballett „Der Nußknacker".

Linda beugte sich vor, um Cleveland auf ihren Schoß zu heben.

Seit Erins Krankheit waren drei Wochen vergangen. Auch Teddy hatte bereits am nächsten Tag die Windpocken bekommen, aber nun waren beide wieder gesund.

Obwohl Erin an dem Vortanzen nicht teilnehmen konnte, hatte Fräulein Tamara ihr die Rolle der Clara, des kleinen Mädchens, das den Nußknacker bekommt, zugeteilt.

Erins Vater hatte diese private Tanzvorstellung vorgeschlagen. Linda, Teddy und Frau Racer hatten alle ihren Teil dazu beigetragen. Teddy wollte ursprünglich Popcorn machen, was er immer im Kino bekam, aber Erin war dagegen.

„Jetzt?" rief Teddy.

„Ja, jetzt!" rief Erin zurück.

Teddy stand vor dem Vorhang und verkündete dem Publikum mit lauter Stimme: „Meine Damen und Herren, Sie sehen jetzt Fräulein Erin Taylor als die Fee aus dem ‚Nußknacker'."

Die drei Zuschauer spendeten lauten Applaus, Jocko und Sunshine bellten.

Teddy lief inzwischen zur Stereoanlage und setzte die Nadel des Tonarms sorgfältig auf der „Nußknacker-Suite" auf. Die Schallplatte war schon ziemlich zerkratzt, aber dennoch erfüllte eine wunderschöne Musik den Raum. Teddy zog dann zuerst das eine Leintuch, das an einer Wäscheleine befestigt war, und dann das andere beiseite, so daß vor den Zuschauern eine kleine Bühne lag. Erin erschien in einem silber- und rosafarbenen Kostüm, und auf ihrer Stirn glitzerte der Reif ihrer Mutter.

Teddy nahm schnell auf dem vierten Stuhl Platz und legte artig die Hände in den Schoß.

Erin begann zu tanzen.

Das sollte wirklich ihre kleine Schwester sein? dachte

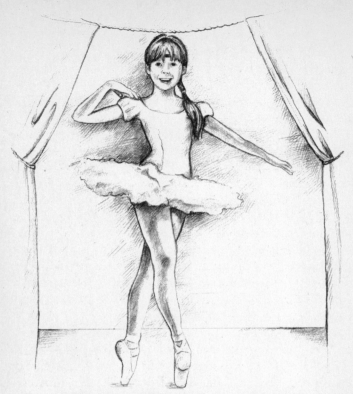

Erin erschien auf der Bühne in einem wunderschönen silber- und rosafarbenen Kostüm

Linda. Sie sah ihrer Mutter auf den Fotografien, die sie in dieser Rolle zeigten, verblüffend ähnlich.

Plötzlich versetzte ihr Teddy einen Stoß in die Rippen. „Sie ist wirklich nicht dick", flüsterte er ihr ins Ohr. „Ich habe das nur gesagt, um sie zu ärgern."

„Ich weiß", sagte Linda leise. „Aber es wäre nett, wenn du es ihr nach der Vorstellung sagtest."

„Ja, vielleicht werde ich es tun..., aber versprechen kann ich es dir nicht."

„Teddy!" ermahnte ihn sein Vater und klopfte ihm leicht auf die Schulter.

Erin hatte recht, dachte Linda und lächelte vor sich hin. Mama wäre stolz auf sie gewesen.

Als Erins Vorstellung zu Ende war und alle sie lobten und beglückwünschten, klopfte es draußen an der Tür.

Linda eilte hinaus, um nachzusehen, wer gekommen war. Als sie die Tür öffnete, stand Toby vor ihr und machte ein verlegenes Gesicht. Erin hatte ihn zu der Vorstellung eingeladen, aber er hatte etwas vom Kühemelken gebrummt. Sie hatte ihm vorgeschlagen, wenigstens nach der Aufführung zu kommen, und als er hörte, daß Frau Racer Schokoladenkekse gebacken hatte, hatte er die Einladung dankend angenommen.

„Hallo", begrüßte Toby Linda. „Ich bin soeben mit dem Melken fertig geworden, und ich habe etwas für Erin mitgebracht..." Er streckte Linda einen Strauß Rosen entgegen. „Sie sind aus dem Garten meiner Mutter. Sie sagte, daß man einer Ballerina nach der Vorstellung Rosen schenkt."

„O Toby, sind die aber schön!" rief Erin, als sie Linda den Strauß abnahm. „Ich freue mich sehr, daß du noch gekommen bist. Komm! Es gibt Schokoladenkekse!" Sie machte eine Pirouette auf den Zehenspitzen und verschwand dann, um ihren Vater zu holen. „Paps, stell dir vor, ich habe meinen ersten Rosenstrauß bekommen!"

Obwohl es bereits Oktober war, und viele Bäume ein buntes Blätterkleid trugen, war es noch ungewöhnlich warm.

Linda sattelte Ghost zum erstenmal und ritt im Paßgang mit ihm querfeldein. Hin und wieder fielen bunte Blätter von den Bäumen, langsam schwebend wie Federn eines exotischen Vogels. Ghost bäumte sich übermütig auf und freute sich offensichtlich, daß er endlich nach so langer Zeit den Stall verlassen durfte. Mitunter sah es ganz so aus, als tanze er.

Genau wie Erin, dachte Linda. Dann kam ihr ein Gedicht in den Sinn, das sie vor nicht allzu langer Zeit in der Schule gelesen hatte. Es ging darum, wie sehr Tänzer und Tanz eine Einheit bildeten. Das galt für Erin wie für Ghost.

Linda spürte Ghosts kräftige Muskeln. Die Sonne schien auf sein seidiges, graues Fell und ließ es noch glänzender erscheinen.

„Ich bin das glücklichste Mädchen auf Erden", sagte Linda laut vor sich hin. „Und du bist das schönste Pferd."

Ghost bewegte die Ohren, als hätte er jedes Wort verstanden. Linda beugte sich über ihn und klopfte seinen Hals, der sich warm und seidig anfühlte.

„Ich weiß, du kannst nicht mehr sehen, wie schön die Welt ist", sagte sie zu ihm, „aber du kannst mir glauben, sie ist wunderschön! Und es wird nicht mehr lange dauern, bis du sie selbst wieder sehen kannst. Wir haben eine wundervolle Zeit vor uns, Ghost, und ich werde dich immer so glücklich machen wie du mich!"

VIRGINIA VAIL

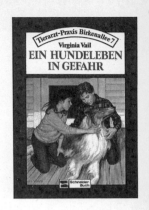

**Tierarzt-Praxis
Birkenallee 7
Ein Hundeleben
in Gefahr**
(Band 2)

Als Linda, die Tochter des Tierarztes, den Kombiwagen in Richtung „Tier-Treff" fahren sieht, ahnt sie nichts Gutes. Tatsächlich liegt ein schwerverletzter Collie in dem Wagen, das Opfer eines gewissenlosen Autofahrers. Linda ist außer sich vor Wut. Wie kann jemand ein Tier überfahren und es einfach am Straßenrand liegenlassen? fragt sie sich. Wie kann man nur so herzlos sein? Sie beschließt, den flüchtigen Autofahrer ausfindig zu machen, um ihn zur Verantwortung zu ziehen ...

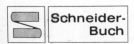

Spannung, Spaß und Abenteuer
für Leser ab 9

HABE ICH		WÜNSCHE ICH MIR
	Pestum, Jo **Der Astronaut vom Zwillingsstern**	
	Siebke, Martina **Mein Freund, der kleine Vampir**	
	Utecht, Marion **Ein Gespenst fürchtet sich**	
	Utecht, Marion **Der fliegende Bettvorleger**	
	Wendling, Anne **Als Großmama ein kleines Mädchen war**	
	de Groen, Els **Wenn Wünsche in Erfüllung gehn**	
	Kruse, Max **Es hat dich immer jemand lieb**	
	Kuntze, Peter **Bleib bei uns, kleiner Hund!**	
	Hoffmann, Elvira **Mit einem Hund durch dick und dünn**	
	Bars, Edda **Viel Wirbel auf dem Katzenhof**	
	Bars, Edda **Eine Überraschung für Suse**	
	Bars, Edda **Das Mädchen von irgendwo**	
	Haller, M. **Ich wünsch mir eine Freundin**	
	Fischer, Marie Louise **Susebill tut, was sie will**	
	Fischer, Marie Louise **Jetzt schlägt's dreizehn, Gundula**	

Gib diesen Wunschzettel Deinen Eltern oder Großeltern oder allen, die Dir gerne eine Freude machen wollen.